Seite an Seite – eine gynäkologische Krebserkrankung in der Partnerschaft gemeinsam bewältigen

Seite an Seite

Seite an Seite

– eine gynäkologische Krebserkrankung in der Partnerschaft gemeinsam bewältigen

Ein Ratgeber für Paare

von

Tanja Zimmermann
und Nina Heinrichs

HOGREFE

GÖTTINGEN · BERN · WIEN · PARIS · OXFORD · PRAG
TORONTO · CAMBRIDGE, MA · AMSTERDAM · KOPENHAGEN

Dr. Tanja Zimmermann, geb. 1974. 1997-2002 Studium der Psychologie in Braunschweig, 2002-2005 Stipendiatin der Christoph-Dornier Stiftung für Klinische Psychologie. 2006 Promotion. Seit 2006 Wissenschaftliche Mitarbeiterin der Abteilung für Klinische Psychologie, Psychotherapie und Diagnostik der TU Braunschweig. Psychologische Psychotherapeutin (Verhaltenstherapie). Forschungsschwerpunkte: Partnerschaft und chronische Erkrankungen, Verhaltensmedizin.

Prof. Dr. Nina Heinrichs, geb. 1973. 1992-1998 Studium der Psychologie in Marburg, 2001 Promotion. 2003 Berufung auf eine Juniorprofessur für Klinische Psychologie, Psychotherapie und Diagnostik an der Universität Braunschweig. Psychologische Psychotherapeutin (Verhaltenstherapie). 2007 Berufung auf eine Universitätsprofessur an der Universität Bielefeld Forschungsschwerpunkte: Angststörungen (Soziale Phobie, Agoraphobie und Panikstörung), kindliche emotionale und Verhaltensstörungen, Krebserkrankungen der Frau.

Bibliografische Information Der Deutschen Bibliothek

Die Deutsche Bibliothek verzeichnet diese Publikation in der Deutschen Nationalbibliografie; detaillierte bibliografische Daten sind im Internet über http://dnb.ddb.de abrufbar.

Göttingen • Bern • Wien • Paris • Oxford • Prag
Toronto • Cambridge, MA • Amsterdam • Kopenhagen
Rohnsweg 25, 37085 Göttingen

http://www.hogrefe.de
Aktuelle Informationen • Weitere Titel zum Thema • Ergänzende Materialien

Umschlagabbildung: © mauritius images GmbH, Mittenwald
Satz: Grafik-Design Fischer, Weimar
Gesamtherstellung: Druckerei Hubert & Co, Göttingen
Printed in Germany
Auf säurefreiem Papier gedruckt

ISBN 978-3-8017-2094-0

Vorwort

Der in diesem Buch beschriebene Ratgeber „Seite an Seite“ hat einen seiner Ursprünge in einem bewältigungsorientierten Programm für Paare, bei denen die Frau an Brust- oder Genitalkrebs erkrankt ist – „CanCOPE – I can cope with cancer“. Dieses australische Programm wurde von Jennifer Scott und Kim Halford entwickelt und bezieht den Partner von Anfang an bei der Bewältigung der Diagnose Krebs mit ein. Im Rahmen einer Pilotstudie wurde die deutschsprachige Version des Programms erfolgreich untersucht. Auf dieser Basis wurde von uns das „Seite an Seite“-Training entwickelt. Im Rahmen eines großen Forschungsprojekts an zwei Standorten in Deutschland – Braunschweig und München – konnte es auf seine Wirksamkeit hin überprüft werden. Eine erste Version dieses Ratgebers entstand als trainingsbegleitendes Handbuch und war für die Paare gedacht, die an dem entsprechenden Training teilnahmen. Das Gesamtpaket des „Seite an Seite“-Trainings umfasst ein Trainingsmanual für Therapeuten (Heinrichs & Zimmermann, 2008) und den hier vorliegenden „Ratgeber für Paare“. Wir haben diesen Ratgeber aber so verfasst, dass Sie ihn auch dann lesen und durcharbeiten können, wenn Sie sich nicht von einem Psychoonkologen oder Psychotherapeuten als Paar begleiten lassen.

Der Ratgeber soll Paaren in verständlicher Form am Beispiel einer Brust- oder Genitalkrebserkrankung der Frau die Reaktionen auf eine Krebsdiagnose und deren Auswirkungen auf die Partnerschaft vermitteln sowie die daraus resultierenden Belastungen und den möglichen Umgang mit diesen plausibel machen. Des Weiteren unterstützt er als trainingsbegleitender Ratgeber die Trainingsmaßnahme durch einen Psychotherapeuten bzw. eine Psychotherapeutin. Die Paare haben die Möglichkeit, die einzelnen Schritte des Trainings zwischen den Trainingssitzungen zu Hause selbstständig zu erarbeiten, wodurch in den Trainingssitzungen mehr Raum für weitergehende und vertiefende Diskussionen geschaffen wird. Die Anleitungen und Übungen fördern außerdem die Übertragung der neuen Verhaltensweisen in die häusliche Umgebung.

Der Ratgeber kann zudem interessierten Paaren zur Anregung dienen. Wer seine Beziehung verbessern möchte oder bemüht ist, die gegenwärtige Krise durch die Krebserkrankung zu bewältigen, sucht häufig nach unterschiedlichen Mitteln und Wegen, wie man dabei vorgehen kann. Der vorliegende Ratgeber bietet dafür eine mögliche wirksame Hilfe. In problematischen Fällen kann er eine (Paar-)Therapie allerdings nicht ersetzen.

Wir hoffen, dass Ihnen dieser Ratgeber hilft, die gegenwärtige Belastung durch die Krebserkrankung zu bewältigen und Ihre Partnerschaft zu stärken, indem er Ihnen einen Leitfaden zur Selbsthilfe gibt. Der Ratgeber eignet sich auch für die Verwendung in Lehre, Ausbildung und therapeutischer Praxis.

Braunschweig, im Oktober 2007

Tanja Zimmermann
und Nina Heinrichs

Inhaltsverzeichnis

Einführung: Seite an Seite – Gemeinsam den Krebs bewältigen

Dieser Ratgeber soll Ihnen als Paar dabei helfen, eine eigene Krebserkrankung oder die Ihrer Partnerin und die psychischen Auswirkungen dieser Diagnose *gemeinsam als Paar* bewältigen zu können. Am Beispiel einer gynäkologischen Krebserkrankung der Frau (z. B. Brust-, Gebärmutter- oder Eierstockkrebs) enthält der Ratgeber Informationen, Anleitungen und Übungen zum partnerschaftlichen Umgang mit diesen Erkrankungen. Da Männer sehr viel seltener an Brustkrebs erkranken als Frauen (etwa 1 betroffener Mann je 100 betroffene Frauen), wird fortan von Patientinnen (erkrankte Frauen) und Partnern (durch die Krankheit der Frau mit betroffene Männer) gesprochen. Wir empfehlen Ihnen, dieses Programm gemeinsam durchzugehen. Sollte Ihr Partner/Ihre Partnerin im Moment kein Interesse zeigen, so können Sie u. U. auch alleine davon profitieren. Allerdings sind dann nicht alle Schritte durchführbar.

Die vier Schritte des Programms sind jeweils in einem eigenen Kapitel dargestellt. Am besten setzen Sie sich beide nebeneinander und lesen die Abschnitte abwechselnd laut vor. So können Sie gleichzeitig an diesem Ratgeber arbeiten. Auch wenn Ihnen dieser Vorschlag jetzt etwas aufgesetzt vorkommt, sollten Sie es doch einmal ausprobieren und stellen dann vielleicht fest, dass es durchaus nützlich ist und belebend wirkt.

Für jeden Schritt des Programms werden Sie ein bis zwei Stunden benötigen. Sie sollten sich höchstens einen Schritt pro Woche vornehmen oder – gerade wenn Sie noch mitten in der medizinischen Behandlung sind – eher auf einen 14-tägigen Rhythmus umsteigen. Vereinbaren Sie mit Ihrem Partner/Ihrer Partnerin immer rechtzeitig einen Termin. Und denken Sie daran: Falls Sie sich noch mitten in der medizinischen Behandlung befinden, geht diese natürlich vor. Sie sollen sich nicht noch mehr Stress machen! Wenn Sie vielleicht gerade eine Chemotherapie erhalten, hat es sich auch bewährt, einen dreiwöchigen Rhythmus zu wählen und die Termine für die Arbeit mit dem Programm in die dritte Woche, in der es den meisten Patientinnen wieder besser geht, zu legen.

Jeder Schritt ist in einen Text- und einen Übungsteil gegliedert. Im Textteil erhalten Sie das Wissen und die Fertigkeiten, die Sie im Übungsteil vertiefen bzw. auch in „Hausaufgaben“ umsetzen können. Des Weiteren dienen Ihnen Beispiele von anderen Paaren als praktische Illustration. Die Übungen helfen

Ihnen dabei, das auszuprobieren, was Sie gelesen haben und auf Ihre individuelle Situation anzupassen. Das Lesen alleine kann Sie schon ein Stück weiterbringen, doch wenn Sie grundlegende Veränderungen erreichen wollen, sollten Sie die Übungen und „Hausaufgaben" auch tatsächlich durchführen – nach der Devise: *Erst ausprobieren, dann beurteilen.*

Der Ratgeber dient dem Zweck, Ihre Partnerschaft zu stärken und gemeinsam durch diese Erfahrung einer Krebserkrankung „Schritt für Schritt" zu gehen. Manche Paare haben bereits eine gut funktionierende Partnerschaft, in der sie zufrieden sind, andere waren vielleicht schon vor der Erkrankung unzufrieden. Dieser Ratgeber ist kein Garant dafür, dass Sie Ihre Partnerschaft über Nacht grundlegend verändern. Mögliche Probleme oder Schwierigkeiten in Ihrer Partnerschaft, die vielleicht auch schon vor der Krebserkrankung bestanden haben, haben sich auch nicht plötzlich entwickelt, sondern sind langsam oder schleichend entstanden. Geben Sie sich und Ihrem Partner/Ihrer Partnerin daher auch die Zeit, die Sie brauchen, um Ihre Gewohnheiten oder Reaktionsmuster zu verändern. Einige werden länger brauchen, andere weniger lang. Versuchen Sie, Ihr eigenes Tempo zu finden. Dennoch sollten Sie beachten, dass dieser Ratgeber keine Paartherapie ersetzen soll. Es handelt sich um präventive – also vorbeugende – Maßnahmen, die Ihnen die Zeit der Krebserkrankung und -behandlung sowie die Zeit danach erleichtern sollen und Sie dabei unterstützen sollen, diese schwere Zeit gemeinsam durchzustehen und in Ihren Alltag zurückzufinden. Falls Sie feststellen, dass Ihre partnerschaftlichen Probleme, die vermutlich auch schon vor der Krebsdiagnose bestanden haben, Sie sehr belasten, sollten Sie über eine Paartherapie (am besten) bei einem Psychologischen Psychotherapeuten nachdenken.

Jeder Schritt des Trainings baut auf dem vorherigen auf. Gehen Sie deshalb am besten der Reihe nach vor und lassen Sie kein Kapitel aus. Falls Sie an einem Thema mehr interessiert sind, finden Sie am Ende des jeweiligen Schrittes Hinweise auf weiterführende Literatur.

Im Kasten 1 erhalten Sie einen allgemeinen Überblick über die vier Schritte des Programms.

Kasten 1: Die vier Schritte des „Seite an Seite"-Trainings

Schritt 1: „Diagnose Krebs" – Auswirkungen auf Körper, Seele und Partnerschaft
Der 1. Schritt soll Ihnen dabei helfen, die körperlichen und seelischen Reaktionen auf die Diagnose Krebs, die Sie beide möglicherweise haben, zu verstehen. Sie lernen Wege kennen, wie Sie sich gegenseitig – emotional und praktisch – unterstützen können, z. B. durch ein gutes Gesprächsverhalten. Sie bekommen außerdem erste Hinweise darauf, wie man mit Kindern über die Erkrankung sprechen kann.
Schritt 2: Hilfreiche Gedanken und Emotionale und Praktische partnerschaftliche Unterstützung
Im 2. Schritt werden die einzelnen Ebenen der Stressreaktion – körperlich, gefühlsmäßig, gedanklich und das Verhalten – genauer betrachtet, wobei der Fokus auf den Gedanken und Gefühlen liegt. Was geht Ihnen durch den Kopf, wenn Sie an die Diagnose, die anstehende oder laufende Behandlung denken? Welche Ängste und Sorgen beschäftigen Sie? Wie können Sie mit quälenden Gedanken umgehen? Wie können Sie sich als Paar dabei gegenseitig unterstützen?
Schritt 3: Rückkehr in den Alltag
Im 3. Schritt geht es um die Wiederaufnahme oder den Neubeginn von Aktivitäten, die Sie aufgrund der Erkrankung möglicherweise unterbrochen haben. Dabei sind sowohl Aktivitäten wichtig, die Sie als Einzelperson machen, als auch als Paar oder als Familie. Sie bekommen außerdem weitere Hinweise, wie Sie am besten mit Kindern oder anderen Familienmitgliedern oder Freunden über die Erkrankung sprechen können.
Schritt 4: Blick nach vorn – Blick zurück
Im 4. Schritt erfahren Sie verschiedene Wege, wie Sie Sexualität, Zärtlichkeit und Nähe ausdrücken können. Des Weiteren geht es um Ziele, die Sie sich für die Zukunft setzen. Wie hat die Erkrankung Ihr Leben – vielleicht auch positiv – beeinflusst? Gibt es Dinge, die Sie dauerhaft in Ihrem Alltag verändern oder neu einführen möchten?

Schritt 1: „Diagnose Krebs" – Auswirkungen auf Körper, Seele und Partnerschaft

Fallbeispiel Frau K. über den Moment, in dem sie die Diagnose Brustkrebs erfahren hat
„Es war wie ein Hammerschlag. Die Welt brach über mir zusammen. Ich hatte das Gefühl, vor mir tut sich ein großes Loch auf und ich stürze hinein. Ich konnte an nichts anderes mehr denken als an die eben gehörten Worte „Sie haben Krebs". Jetzt ist es aus – ich werde sterben. Wie soll ich das bloß meinem Mann sagen? Was ist mit unseren Kindern? Ich werde sie nicht mehr aufwachsen sehen. Ich erlebe das nächste Weihnachten nicht mehr. Plötzlich hatte ich schreckliche Angst – Angst zu sterben, Angst vor Schmerzen und Angst davor, dass mein Mann mich vielleicht verlässt."

Der Satz „Sie haben Krebs" löst bei den meisten Menschen große Angst aus. Die Diagnose und die medizinische Behandlung stellen ein extrem stressauslösendes Ereignis im Leben dar. Sowohl die Patientinnen als auch ihre Familien erleben diese Lebensphase meist als sehr schwierig. Nach der Diagnose und im frühen Behandlungsstadium werden von den Patientinnen häufig Gefühle wie Betäubung, Schock, Traurigkeit, Angst, Ärger, Konzentrationsschwierigkeiten oder Schwierigkeiten, klar zu denken, erlebt. Auch körperliche Symptome wie z. B. Herzklopfen, Appetitlosigkeit oder zunehmender Appetit, Schlafstörungen, Müdigkeit, Übelkeit, Magenverstimmung, Ruhelosigkeit und Kopfschmerzen werden berichtet. Diese körperlichen und gefühlsmäßigen Beschwerden sind eine normale Reaktion unserer Seele und unseres Körpers auf eine Bedrohung oder Anforderung. Es ist in gewisser Weise eine „Antwort" von uns Menschen auf die Anforderung. Wir sprechen daher im Folgenden auch von der so genannten *„Stressantwort"*. Sie ist *kein* Zeichen dafür, dass eine Person mit einer Situation nicht umgehen kann. Die Art und Weise, wie wir uns körperlich und seelisch fühlen sowie unsere Gedanken und Handlungen bestimmen unsere Stressantwort. Sie werden im zweiten Schritt dieses Ratgebers noch mehr über die Stressantwort unseres Körpers erfahren.

Fallbeispiel Herr K. über den Zeitpunkt, als er die Diagnose Brustkrebs seiner Frau erfahren hat

„Ich hatte das Gefühl, der Boden wird mir unter den Füßen weggerissen. Meine Frau und Krebs – das kann doch nicht sein! Ich fühlte mich wie betäubt, dann kamen die Gedanken: Wie sollen wir das schaffen? Wie kann ich ihr helfen? Was ist mit den Kindern? Wie soll ich das allein hinkriegen? Was ist, wenn meine Frau stirbt? In dem Moment überfiel mich eine ohnmächtige Panik.“

Partner können ganz ähnliche Stressantworten auf die Diagnose ihrer Frau erleben, manchmal mit geringerer Intensität, manchmal auch im gleichen Ausmaß wie die betroffenen Frauen selbst. Der Umgang mit Stress, der durch die Diagnose „Krebs“ ausgelöst wird, ist nicht immer einfach – sowohl als Einzelperson als auch als Paar.

Dieser Ratgeber soll Ihnen dabei helfen, Ihr Repertoire zur Bewältigung dieser Erkrankung und Ihre Stressantwort zu verbessern, wobei Ihr jeweiliges individuelles und partnerschaftliches Wohlbefinden und die gegenseitige Unterstützung im Mittelpunkt stehen. Eine wichtige Bewältigungsfertigkeit, die Sie in diesem ersten Schritt vertiefen, ist die *partnerschaftliche Unterstützung*. Dies beinhaltet sowohl *unterstützendes miteinander Reden* als auch ganz *praktische Fähigkeiten*.

Partner von Frauen, die mit Krebs diagnostiziert wurden, fühlen sich häufig verloren und hilflos, weil sie nicht wissen, wie sie ihre Frauen unterstützen können. Sie sind besorgt, dass sie das Falsche sagen oder tun könnten. Außerdem erleben sie häufig selber Ängste und Sorgen. Das heißt, Sie als Partner nehmen eine *Doppelrolle* in diesem Unterstützungsprozess ein: Zum einen unterstützen Sie Ihre erkrankte Partnerin (*Lieferant von Unterstützung*), zum anderen sind Sie aber auch selber belastet und benötigen vielleicht Unterstützung (*Empfänger von Unterstützung*).

Fallbeispiel Herr K.

„Ich wollte ja mit meiner Frau über den Krebs sprechen, aber es fiel mir so schwer, den richtigen Zeitpunkt zu finden. Sie weinte sowieso schon so viel, da wollte ich sie nicht noch mehr belasten, indem ich Fragen zur Krebserkrankung stelle und damit wieder alles aufwühle. Ich habe sie häufig beobachtet, um zu sehen, ob es vielleicht einen günstigen Zeitpunkt gibt, aber irgendwie bot sich dieser nur selten. Wenn ich mal das Gefühl hatte, jetzt könnte ich mit ihr reden, merkte ich, dass ich nervös wurde und auch Angst vor meiner eigenen Reaktion bekam. Ich wollte meine Frau ja nicht noch zusätzlich mit meinen Sorgen belasten."

Herr K. beschreibt seine Hilflosigkeit, wenn es darum geht, mit seiner Frau über den Krebs zu sprechen – zum einen aus Sorge, seine *Frau zu belasten*, indem er das Thema wieder auf den Tisch bringt, zum anderen aber auch aus *Angst vor seinen eigenen Reaktionen*. An dieser Stelle ist es wichtig, darauf hinzuweisen, dass Frau K. die Gedanken ihres Mannes vermutlich nicht kennt, so dass sie seine Reaktionen möglicherweise anders interpretiert.

Fallbeispiel Frau K.

„Ich hatte schon den Eindruck, dass die Erkrankung meinen Mann auch mitnahm, aber er ließ sich nichts anmerken. Er versuchte so normal wie möglich zu sein. Manchmal war ich schon traurig und enttäuscht, dass er von sich aus das Thema Krebs nie ansprach. Vielleicht interessierte es ihn ja nicht so. Ich wollte ihm damit nicht noch mehr auf die Nerven gehen und erzählte ihm nur das Nötigste."

Erlebt ein Partner, wie in unserem Beispiel Frau K., Gefühle der Enttäuschung oder Resignation, werden diese Gefühle auch das Verhalten bestimmen, d. h. er reagiert negativ, z. B. mit Schweigen, Nörgelei oder Ironie. Dieses negative Verhalten ruft jedoch auch beim anderen Partner Gefühle wie Ärger, Wut oder Hilflosigkeit hervor, die wiederum sein Verhalten bestimmen. Es kommt zu einem *Zwangsprozess*, bei dem negative Reize überhand nehmen und unangenehme Gefühle gegenüber dem Partner und der Beziehung wachsen. Jeder hat das Gefühl, der andere verstehe ihn nicht. Häufen sich solche Situationen, wächst die Unzufriedenheit in einer Beziehung.

Die *partnerschaftliche Unterstützung* trägt dazu bei, dass Sie beide Wege kennen lernen, um sich effektiv emotional und praktisch zu unterstützen, so dass Sie sich weniger gestresst fühlen und diese stressreiche Zeit gemeinsam meistern können. Wenn dies gelingt, führt es zu einer Verringerung des Stressempfindens bei Ihnen beiden und Sie wachsen als Paar ein (weiteres) Stück zusammen.

Zu den *Kernfertigkeiten der Unterstützung*, die Sie erlernen, gehören dabei:

- *wie man (unterstützend) miteinander reden kann* (insbesondere Verständnis und Empathie für Gefühle des anderen entgegenbringen) und
- *was man füreinander tun kann* (ganz praktisch und auch emotional).

Es kann sein, dass sich Männer und Frauen darin unterscheiden, welche Kernfertigkeit ihnen besser liegt. In der Regel sind Männer bereits sehr gut in der praktischen Unterstützung (z. B. dem Erledigen von Dingen im Haushalt wie Einkaufen gehen oder Staub saugen oder dem Einholen von Informationen über die Krebserkrankung), können aber Schwierigkeiten im Bereich der Gespräche über die Erkrankung haben, die teilweise auch einfach in der subjektiven Angst, die Frau zu sehr zu belasten, begründet sind. Außerdem geben Frauen gewöhnlich selten darüber Rückmeldung, was ihnen am Verhalten des Partners gut gefallen hat oder was sie sich konkret vom anderen wünschen. Frauen sind meist sehr gut in der emotionalen Unterstützung, können aber Probleme in der praktischen Unterstützung haben, zum Beispiel, weil sie unsicher sind, was ihrem Partner in dieser Situation helfen könnte.

Im nächsten Abschnitt werden Sie diese Kernfertigkeiten schrittweise kennenlernen. Die Übungen sollen Ihnen dabei helfen, mit diesen Fertigkeiten eigene Erfahrungen zu machen.

1.1 Partnerschaftliche Unterstützung

1.1.1 Unterstützendes Gesprächsverhalten

Emotionale Unterstützung (z. B. Mutmachen, Wertschätzung oder Verständnis) wird von vielen Betroffenen als sehr wichtig bei der Bewältigung einer Erkrankung empfunden. Jeder wünscht sich von seinem Partner, dass dieser sich in die eigene Lage hineinversetzen und die Bedürfnisse nachvollziehen kann. Allerdings entziehen sich die eigenen Erwartungen, Gefühle und Überlegungen meistens der Beobachtung des Partners. Er hat keinen direkten Zugang zu ihnen, so dass diese Dinge nicht eindeutig und unmittelbar wahrnehmbar sind. Der andere ist deshalb auf Ihre Mitteilung angewiesen, wenn er verstehen soll, was in Ihnen vorgeht. Viele Studien haben gezeigt, dass der beste Weg, um sich gegenseitig zu unterstützen, *miteinander reden* ist. Dem anderen sagen können, wie man sich fühlt und das Gefühl zu haben, der andere hört auch aufmerksam zu, kann sehr entlastend sein.

Eine Krebserkrankung ist ein extrem belastendes Lebensereignis, auf das man normalerweise nicht vorbereitet ist. Für manche Menschen ist es das erste Mal in ihrem Leben, dass sie mit einer derartigen Belastung konfrontiert werden. Andere haben vielleicht schon andere „Schicksalsschläge" gemeinsam erlebt und durchgestanden. Menschen reagieren ganz unterschiedlich auf diese Belastung in Abhängigkeit von ihren Vorerfahrungen und auch wenn Sie Ihren Partner/Ihre Partnerin schon sehr lange und gut kennen, kann es sein, dass Sie Reaktionen bei ihm/ihr beobachten, die Sie normalerweise nicht von ihm/ihr gewohnt sind, da Sie beide durch die Erkrankung belastet sind. Wenn Sie jedoch *regelmäßig* miteinander reden, werden Sie lernen, wie Sie sich gegenseitig in dieser für Sie vielleicht neuen und schwierigen Lebenssituation unterstützen können.

Natürlich ist es nicht einfach über Krebs zu sprechen. Viele Menschen haben Angst vor ihren eigenen Reaktionen (z. B. in Tränen auszubrechen oder nicht zu wissen, was man sagen soll), aber auch vor denen der anderen (z. B. Ablehnung oder Rückzug). Diese Angst zum Ausdruck zu bringen, ist jedoch oft hilfreich. Viele Männer von betroffenen Frauen berichten, dass sie häufig unsicher sind, wann der beste Zeitpunkt ist, um über ein krebsrelevantes Thema mit ihrer Frau zu sprechen. Sie trauen sich häufig nicht, ihre Frau direkt anzusprechen, sondern versuchen – wie auch Herr K. – durch Beobachtung, z. B. indem sie bestimmte Gesten oder die Mimik interpretieren, herauszufinden, was ihre Frauen denken und wann ein „günstiger" Zeitpunkt sein könnte. Auch Frauen versuchen, die Gedanken ihrer Männer zu lesen: „Was denkt er? Wie geht es ihm eigentlich? Macht er sich auch Sorgen? Hat er auch Angst?" Dieses *„Gedankenlesen"* funktioniert meistens jedoch nicht besonders gut. Es ist zudem ein weit verbreiteter Irrtum, dass glückliche Paare sich Wünsche und Gedanken von den Augen ablesen können. Glückliche Paare zeichnen sich vielmehr dadurch aus, dass sie sich möglichst oft von ihren *Gefühlen und Gedanken erzählen.*

Miteinander reden bedeutet nicht, dass man für jedes Problem auch immer gleich eine Lösung haben oder immer etwas wirklich Hilfreiches sagen muss. Viele Menschen finden es schon hilfreich, überhaupt über ihre Ängste und Sorgen mit einer vertrauten Person sprechen zu können und dabei das Gefühl zu haben, dass diese Person aufmerksam zuhört. Es ist daher wichtig, sich nicht unter Druck zu setzen. Man muss *nicht immer Lösungen parat* haben!

Voraussetzung für ein gutes Verständnis ist es, dass beide Partner bereit sind, offen über sich selbst zu sprechen und dabei versuchen, dem anderen die eigenen Gefühle und Gedanken möglichst *eindeutig* mitzuteilen – d. h., dass der andere dabei so wenig wie möglich interpretieren oder erraten muss.

Gerade zu Beginn der Behandlung oder kurz nach der Diagnosestellung stehen viele Arzttermine und andere Dinge an, so dass nur wenig Zeit für gemeinsame Gespräche bleibt. Versuchen Sie, sich trotzdem die Zeit zu nehmen, miteinander im Gespräch zu bleiben. Denn der beste Weg, um sich gegenseitig zu unterstützen, sind *regelmäßige gemeinsame Gespräche* – gerade zu Beginn sollten Sie sich mehrmals pro Woche die Zeit dafür nehmen. Die Gespräche brauchen nicht lang zu sein. Wichtig ist, dass Sie nicht abgelenkt sind, z. B. durch Fernsehen oder Telefon. Ruhe hilft Ihnen, sich ganz auf Ihren Partner/Ihre Partnerin zu konzentrieren.

Dieses *Unterstützende Gesprächsverhalten* soll Ihnen dabei helfen:

- mit Ihrem Partner/Ihre Partnerin klar über emotionale und praktische Sorgen, Gedanken und Gefühle zu sprechen,
- Ihrem Partner/Ihrer Partnerin rückmelden zu können, ob die geleistete Unterstützung auch als hilfreich erlebt wird,
- Ihrem Partner/Ihrer Partnerin in Bezug auf seine/ihre Gefühle und Ansichten aktiv zuzuhören und Dinge wie Gedanken lesen oder unterbrechen zu vermeiden,
- Ihrem Partner/Ihrer Partnerin zu zeigen, dass man die emotionale Bedeutung des Gesagten versteht, auch wenn man nicht genauso fühlt,
- Ihren Partner/Ihre Partnerin zu beruhigen, ihm/ihr zu sagen, dass man für ihn/sie da ist und ihn/sie unterstützen will.

1.1.1.1 Wie kommt es bei mir an? – Gesprächsregeln für den Zuhörer

Wenn sich zwei Personen unterhalten, kann man dieses Gespräch in zwei Bausteine zerlegen: Ein Partner teilt sich in einer bestimmten Art und Weise mit (*Sprecher*) und der andere Partner reagiert in einer bestimmten Form auf die Mitteilung (*Zuhörer*).

Ein Gespräch kann nur dann gewinnbringend verlaufen, wenn beide Partner an die Reihe kommen. Gleichzeitiges Reden funktioniert meistens nicht so gut. Es geht also nur nacheinander. Das erfordert aber, dass sich jeweils einer zurücknimmt und zuhört. Die folgende Übung soll Ihnen einen ersten Einblick in die Merkmale eines „guten Zuhörers“ geben.

Übung 1: Kann ich richtig zuhören?

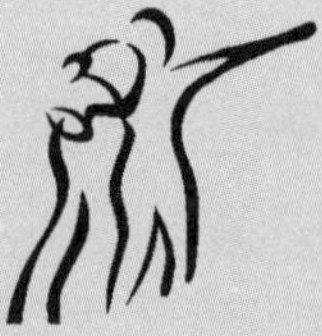

Bitte führen Sie folgende Übung gemäß der Anleitung durch.

Setzen Sie sich Ihrem Partner/Ihrer Partnerin gegenüber, so dass Sie sich gut ansehen können. Bestimmen Sie, wer beginnt (*Sprecher*).

Instruktionen für den Sprecher: Versetzen Sie sich noch einmal zurück zu dem Zeitpunkt, als Sie die Diagnose Krebs erfahren haben. Wo war das? Wie haben Sie sich gefühlt und was ging Ihnen in dem Moment durch den Kopf? Versuchen Sie Ihrem Partner/Ihrer Partnerin Ihre ersten Gefühle auf die Mitteilung der Diagnose zu schildern und sprechen Sie auch darüber, welche Gedanken Ihnen in den Sinn kamen. Vielleicht haben Sie auch körperliche Veränderungen (z. B. erhöhten Herzschlag, Atemnot, Schwitzen etc.) verspürt. Berichten Sie Ihrem Partner/Ihrer Partnerin auch davon. Sie sollten *max. 5 Minuten* reden.

Instruktionen für den Zuhörer: Ihre Aufgabe während dieses Gesprächs ist es, genau zuzuhören, was Ihre Frau/Ihr Mann sagt. Wenn Ihr Partner/Ihre Partnerin fertig ist, fassen Sie das Gesagte so zusammen, wie Sie es verstanden haben. Falls Ihr Partner/Ihre Partnerin länger spricht, können Sie auch zwischendurch schon einmal zusammenfassen, damit es am Schluss nicht zu viel wird. Vielleicht wird Ihr Partner/Ihre Partnerin von einer Situation sprechen, die Sie auch selbst miterlebt haben (z. B. wenn Sie zusammen bei der Diagnosestellung im Krankenhaus waren), versuchen Sie dennoch sich jetzt nur auf das zu konzentrieren, was Ihre Frau/Ihr Mann gerade eben berichtet und lassen Sie Ihre eigenen Beobachtungen der Situation außen vor.

Also, wenn Ihre Frau berichtet, dass sie in dem Moment der Diagnosestellung das Gefühl hatte, keine Luft zu bekommen und panische Angst verspürt hat, fassen Sie dies hinterher zusammen, indem Sie sagen: „Du hattest das Gefühl, keine Luft zu bekommen und fühltest panische Angst“, und nicht: „Ich habe gesehen, dass Du ganz blass wurdest und habe mir schon gedacht, gleich bricht sie zusammen.“ Konzentrieren Sie sich *nur auf das eben Gesagte*! Machen Sie *keine Lösungsvorschläge*, *interpretieren Sie nicht* und versuchen Sie *nur zuzuhören* und anschließend *zusammenzufassen*.

Danach wiederholen Sie die Übung mit getauschten Rollen, bei denen Sie über Ihre Gefühle berichten und Ihre Frau/Ihr Mann Ihre Kommentare zusammenfassen wird.

Sie haben vielleicht festgestellt, dass es als Zuhörer gar nicht so einfach war, sich nur auf das Gesagte zu konzentrieren und hinterher auch *nur* das wiederzugeben. Die meisten Menschen, die diese Übung zum ersten Mal durchführen, verspüren häufig den Drang, die eigene Sichtweise mit einzubringen oder aber, wenn z. B. die Frau von den ersten Belastungen der Diagnose spricht, zu trösten oder Ratschläge zu geben. Z. B. wenn die Frau berichtet, dass der erste Gedanke war: *„Jetzt muss ich sterben“*, spüren viele Partner den Wunsch zu sagen: *„Aber das stimmt doch gar nicht, wir wissen doch, dass die Prognose ganz gut ist und du machst ja auch die erforderliche Behandlung. Alles wird schon gut werden.“* Bei einem solchen Gesprächsablauf passiert es häufig, dass einer eine Aussage macht und der andere mit einer anderen Aussage darauf reagiert. Es kann passieren, dass beide aneinander vorbei reden und keiner hört, was der andere eigentlich sagt. Oder der andere will gleich darauf reagieren, was gesagt wurde und es so nicht stehen lassen. Wenn Sie etwas zusammenfassen, was Ihr Partner/Ihre Partnerin gesagt hat, heißt das nicht, dass Sie dem Gesagten auch zustimmen. Es heißt lediglich, dass Sie das Gesagte gehört haben und es zunächst *nicht bewerten* bzw. mit Ihrer eigenen Meinung versehen. Gegenseitiges Verständnis ist sonst kaum zu erreichen.

Ein *„guter Zuhörer“* sollte demzufolge in der Lage sein, auf das Gesagte *positiv eingehen* zu können, d. h.
- er sollte genau erfassen, was der andere meint und
- dem Sprecher rückmelden können, dass er gehört hat, was der Sprecher ausdrücken wollte.

Eine Möglichkeit, wie Sie dem anderen zeigen können, dass Sie ihn verstanden haben, besteht darin, die Äußerungen des anderen *in eigenen Worten zu wiederholen* – so wie Sie es bereits in der vorherigen Übung ausprobiert haben. Sie geben Ihrem Partner/Ihrer Partnerin damit eine Rückmeldung und vergewissern sich, ob Sie das Gesagte auch richtig verstanden haben. Diese Fertigkeit nennt man *Zusammenfassen.*

Beispiel

Patientin: „Die Bestrahlung schlaucht mich ganz schön. Ich bin ziemlich müde und irgendwie auch lustlos.“

Partner: „Die Bestrahlung ist ziemlich anstrengend für dich und du fühlst dich kaputt und hast zu gar nichts mehr richtig Lust.“

Die *erste Fertigkeit* des Zuhörers ist also das *Zusammenfassen* oder auch Paraphrasieren.

1. Zusammenfassen

Sie geben die wesentlichen Äußerungen Ihres Partners/Ihrer Partnerin möglichst in eigenen Worten wieder, um deutlich zu machen, dass Sie ihn/sie verstanden haben. Fällt es Ihnen schwer, die Äußerungen in eigene Worte zu kleiden, können Sie auch wörtliche Wiederholungen verwenden. Gerade schwierige Gespräche gewinnen mit dieser Fertigkeit an Klarheit und Verständnis.

Während eines Gesprächs kann es vorkommen, dass Sie bestimmte Vermutungen über Gefühle oder Bedürfnisse haben, die Ihren Partner/Ihre Partnerin beschäftigen, die er/sie aber (noch) nicht direkt angesprochen hat. Sie können diese Vermutungen im Gespräch Ihrem Partner/Ihrer Partnerin anbieten, indem Sie *offene Fragen* stellen, beispielsweise: *„Wie fühlst du dich?"* Bei diesen offenen Fragen lassen Sie Ihrem Partner/Ihrer Partnerin die Möglichkeit der Richtigstellung. Er/Sie kommt nicht in die Situation, sich verteidigen oder rechtfertigen zu müssen. Achten Sie darauf, dass Sie Ihrem Partner/Ihrer Partnerin Überlegungen anbieten und keine Urteile. Statt des Urteils *„Das liegt an deiner Ängstlichkeit"*, sollten Sie lieber die Frage *„Hast du dich da ängstlich gefühlt?"* anbieten. Dadurch vermeiden Sie, Ihren Partner/Ihre Partnerin vorschnell auf etwas festzulegen und machen deutlich, dass es sich um Ihren Eindruck handelt. Mit Hilfe von offenen Fragen können Sie Ihrem Partner/Ihrer Partnerin helfen, sich über seine/ihre Gefühle klar zu werden und sie auszusprechen. „Warum"-Fragen sollten Sie dabei allerdings vermeiden, da Fragen wie *„... aber warum fühlst du dich so ...?"* Ihren Partner/Ihre Partnerin nur dazu zwingen zu rechtfertigen, was er/sie gerade gesagt hat. Besser ist es in diesem Zusammenhang, Verständnis für die Gefühle des anderen zu vermitteln, z. B. durch: *„Ich kann verstehen, dass du traurig bist."* Wenn Sie als Zuhörer dieses Gefühl nicht nachvollziehen können, können Sie zunächst einmal nur paraphrasieren, welche Gefühle genannt wurden – also einfach nur zusammenfassen. Nachvollziehen bedeutet jedoch nicht, dass Sie genauso fühlen müssen! Es bedeutet lediglich, dass Sie sich vorstellen können, dass sich Ihr Partner/Ihre Partnerin in dieser Situation so fühlt und dies für Sie nachvollziehbar erscheint. Sie werden im nächsten Schritt eine Methode kennen lernen, mit der Sie gemeinsam versuchen können, dem „Warum" auf die Spur zu kommen.

Die *zweite Fertigkeit* des Zuhörers ist somit das *Nachfragen*.

2. Nachfragen

Wenn Sie im Verlauf der Unterhaltung den Eindruck haben, dass Ihr Partner/Ihre Partnerin seine/ihre Gefühle und Wünsche nur indirekt äußert, und Sie nicht ganz sicher sind, was Ihr Partner/Ihre Partnerin empfindet, sollen Sie gezielt danach fragen. Hier ist zu beachten, dass keine Urteile und keine vorschnellen Interpretationen vorgenommen werden. Statt *„Das liegt an deiner Ängstlichkeit!“* fragen Sie lieber: *„Bedrückt dich etwas?“* oder *„Hast du dich ängstlich gefühlt?“* In den beiden Fällen kann der Sprecher zustimmen oder ablehnen, also richtig stellen, im ersten Fall muss er sich verteidigen.

Von großer Bedeutung ist zudem, wie Sie auf die Äußerungen Ihres Partners/Ihrer Partnerin reagieren. Um offen über seine Gedanken und Gefühle sprechen zu können, ist es wichtig, dass diese Offenheit vom anderen nicht missbraucht wird, indem sich z. B. darüber lustig gemacht wird oder die Sorgen nicht ernst genommen werden. Um eine Situation zu vermeiden, in der sich der Sprecher verletzlich oder angreifbar fühlt, ist *aufnehmendes Zuhören* wichtig. Das heißt, Sie lassen Ihren Partner/Ihre Partnerin erst einmal ausreden und schenken ihm/ihr dabei Ihre Aufmerksamkeit. Sie geben somit dem anderen das Gefühl, dass er auch verstanden wird. Die Hauptschwierigkeit dabei ist, dass Sie in der Rolle des Zuhörers zunächst einmal Ihre eigenen Gedanken und Gefühle zurückstellen müssen und sich nur auf Ihren Partner/Ihre Partnerin konzentrieren. Wenn Ihr Partner/Ihre Partnerin Ihnen seine/ihre Sorgen in Bezug auf die Krebserkrankung anvertraut, ist es oft schwer zu ertragen, dass der andere darunter leidet. Wir begehen dann häufig den Fehler zu glauben, man müsse dem anderen seine Gefühle ausreden oder ihm sagen, dass es schon nicht so schlimm wird. Das folgende Beispiel soll Ihnen diesen Fehler verdeutlichen.

Beispiel

Patientin: „Ich mache mir große Sorgen wegen der morgigen Chemotherapie. Das wird bestimmt ganz schlimm. Ich habe wirklich Angst davor.“

Partner: „Ach, das wird schon werden. Da brauchst du doch keine Angst zu haben.“

Die Aussage des Partners ist für die Patientin in diesem Beispiel sicherlich nicht hilfreich. Auch wird sie sich nicht besonders gut verstanden fühlen und beim nächsten Mal vielleicht ihre Ängste und Sorgen vor ihrem Partner verbergen. Es ist wichtig, dass Sie sich in solchen Situationen anders verhalten, indem Sie dem anderen die Möglichkeit geben, seine Gefühle und Sorgen auszusprechen und diese somit auch näher kennenzulernen und anzunehmen. Denken Sie daran, dass Sie an der Situation (im Beispiel: der Chemotherapie) nichts ändern können, aber eine Atmosphäre zu schaffen, in der der andere sich öffnen kann, schafft die Voraussetzung für die Bewältigung des Problems. Diese Atmosphäre stellen Sie durch das *aktive Zuhören* her. Damit ist ein aktives Verhalten gemeint, das dem anderen Ihr Interesse und Ihre Verständnisbereitschaft zeigt.

Die *dritte Fertigkeit* des Zuhörers ist somit das *aktive Zuhören.*

3. Aktives Zuhören

Sie zeigen Ihrem Partner/Ihrer Partnerin nonverbal (nicht-sprachlich) deutlich, dass Sie ihm/ihr zuhören und Interesse an seinen/ihren Äußerungen haben. Dies kann z. B. durch unterstützende Gesten wie Nicken oder kurze Einwürfe wie *„hmh", „aha"* geschehen. Wichtig ist neben dem Blickkontakt auch eine dem Partner *zugewandte Körperhaltung.* Ermutigungen, doch weiter zu sprechen (z. B.: *„Ich würde gern mehr darüber hören",* oder *„Erzähle mir doch, was dabei in dir vorgegangen ist.")* stärken Ihren Partner/Ihre Partnerin für sein/ihr Erzählen.

Diese drei Fertigkeiten eines „guten Zuhörers" helfen Ihnen dabei, dass

- Sie sichergehen können, dass Sie Ihren Partner/Ihre Partnerin auch *richtig verstanden* haben,
- Ihr Partner/Ihre Partnerin sieht, dass Sie seine/ihre *Gefühle und Gedanken verstehen und akzeptieren,*
- Sie Ihren Partner/Ihre Partnerin *für direkte Äußerungen verstärken.*

Im Folgenden finden Sie die drei Fertigkeiten des Zuhörers noch einmal im Überblick. Nutzen Sie diese Zusammenfassung für Ihre ersten Gesprächsübungen als „Spickzettel".

Zuhörer-Regeln

- *Zusammenfassen (in eigenen Worten):* Klären Sie den Verlauf des Gesprächs immer wieder durch *Zusammenfassen* der für Ihren Partner/Ihre Partnerin wichtigen Inhalte. Melden Sie zurück, *was Sie verstanden haben.*
- *Nachfragen (Offene Fragen):* Helfen Sie Ihrem Partner/Ihrer Partnerin bei der *Suche nach den Gründen* des Stresses durch *offenes, nicht interpretierendes Nachfragen.*
- *Aktives Zuhören (Blickkontakt, Nicken, „Aha“, „Hmmh“):* Hören Sie Ihrem Partner/Ihrer Partnerin *aktiv, engagiert* und *interessiert* zu und geben Sie ihm/ihr Raum, sich auszusprechen. Zeigen Sie Interesse durch kurze Einwürfe („Aha“, „Hmmh“), Blickkontakt und Nicken.

1.1.1.2 Wie sage ich es? – Gesprächsregeln für den Sprecher

Sie haben jetzt einiges über die Eigenschaften eines guten Zuhörers erfahren. Im Folgenden geht es um die *Fertigkeiten des Sprechers.* Die Art und Weise wie Sie etwas zu Ihrem Partner/Ihrer Partnerin sagen, stellt einen Auslöser für die Antwort des anderen dar. Machen Sie einen Vorwurf, wird sich der andere vermutlich rechtfertigen oder seinerseits mit einem Vorwurf reagieren. Es hängt also sehr stark von Ihrem eigenen Verhalten ab, ob der andere positiv darauf eingehen kann oder ob er negativ mit Desinteresse oder Verteidigung reagieren wird. Mit Hilfe der Sprecherfertigkeiten lernen Sie, Ihre *Gefühle klar und deutlich mitzuteilen.* Sie beinhalten zudem Wege, wie Sie um emotionale und praktische Unterstützung bitten und wie Sie hilfreiche Rückmeldung an Ihren Partner/Ihre Partnerin geben können, der/die diese unterstützenden Verhaltensweisen zeigt.

Viele Patientinnen machen die Erfahrung, dass sich Partner, Freunde und auch die Familie in Bezug auf Gespräche über die Krebserkrankung meistens an die Patientin halten, um eine Anleitung darin zu bekommen, wie sie sich verhalten sollen und wie sie unterstützen können. Leider wird häufig aus verschiedenen Gründen vermieden, klar und deutlich über die Krebserkrankung innerhalb der Familie zu reden. Manche Menschen sind besorgt, dass sie die Patientin zu sehr belasten, wenn sie über Krebs sprechen. Andere fürchten sich vor ihren eigenen Reaktionen, z. B. dass sie die Fassung verlieren und dadurch die Patientin belasten könnten. Somit kann es vorkommen, dass

Ihnen nahe stehende Personen krebsrelevante Themen zu vermeiden versuchen. Dies birgt die Problematik, dass ein großer Teil der Gespräche in Familien auf dem schon erwähnten *„Gedankenlesen"* beruht. Familienmitglieder beginnen, die Bedeutung Ihrer Verhaltensweisen zu interpretieren und legen Annahmen über Ihre Gefühle und Einstellungen zugrunde, die darauf basieren, was sie selber denken.

Um die Entwicklung solcher Missverständnisse zu vermeiden, ist es erforderlich, dass Sie als Patientin die Initiative übernehmen und Ihre Bedürfnisse, Wünsche und Gefühle klar äußern. Die Art und Weise, wie Sie dies tun, ist entscheidend für die Reaktionen Ihres Partners oder anderer nahe stehender Personen. Wenn Sie sich beispielsweise wünschen, dass Ihr Partner mehr Pflichten im Haushalt übernimmt und Sie in vorwurfsvollem Ton sagen: *„Du könntest ja auch mal Staub saugen"*, werden Sie vielleicht feststellen, dass Ihr Partner nicht so reagiert, wie Sie sich das gewünscht haben. Er wird sich vermutlich von Ihrer Äußerung angegriffen fühlen und entweder mit einem „Gegenangriff" reagieren, sich verteidigen oder vielleicht auch gar nichts sagen. Bei einer konstruktiven Äußerung müssen Sie als Sprecher von sich selbst sprechen, d. h. Sie müssen deutlich machen, dass es sich um Ihre eigenen Gefühle, Wünsche und Gedanken handelt. Denn nur so wird dem anderen klar, dass es sich um ein persönliches Anliegen handelt.

Beispiel

„Ich fühle mich so krank und nutzlos, vieles im Haushalt bleibt liegen, weil ich nicht mehr so kann. Und es fällt mir schwer, das auszuhalten, wenn es nicht so ordentlich ist wie sonst. Daher würde ich mir wünschen, dass du mir einen Teil der Hausarbeiten wie z. B. das Staubsaugen abnehmen könntest."

Die *erste Fertigkeit* des Sprechers ist also der *Ich-Gebrauch.*

1. Ich-Gebrauch

Sprechen Sie von Ihren *eigenen Gedanken und Gefühlen.* Kennzeichen dafür ist der Ich-Gebrauch. Alle Aussagen werden dadurch persönlicher. Äußerungen, die nur auf den anderen gerichtet sind (Du-Sätze), sind meist Vorwürfe oder Anklagen, die Auslöser für Gegenangriffe oder Rechtfertigungen sein können.

Es kann sein, dass Sie in Gesprächen zu Verallgemeinerungen neigen, z. B. indem Sie sagen: *„Nie räumst du deine Sachen weg"*, oder *„Immer muss ich dir alles hinterher räumen."* Solche Äußerungen werden bei Ihrem Partner/ Ihrer Partnerin vermutlich sofort Widerspruch hervorrufen und lenken somit vom eigentlichen Inhalt – dem Wunsch nach Unterstützung – ab. Die *zweite Fertigkeit* des Sprechers ist somit *Konkretheit*.

2. Konkretheit

Sprechen Sie von *konkreten Situationen* oder Anlässen, so dass Verallgemeinerungen (immer, nie) vermieden werden. Verallgemeinerungen rufen meist sofortigen Widerspruch hervor und lenken vom eigentlichen Inhalt – der konkreten Situation – völlig ab. Durch die Einhaltung dieser Regel werden die Aussagen für den Zuhörer anschaulicher.

Sprechen Sie auch von *konkretem Verhalten* in bestimmten Situationen, so dass vermieden wird, dem anderen negative Eigenschaften zuzuschreiben. Die Unterstellung negativer Eigenschaften ruft ebenfalls Widerspruch hervor. Kennzeichen solcher ungünstigen Äußerungen sind z. B. „typisch", „unfähig", „langweilig", „nie aktiv". Wenn Sie konkretes Verhalten benennen, erreichen Sie eine bessere Nachvollziehbarkeit Ihrer Aussagen, nicht nur für den Partner, sondern auch für sich selbst.

Wie wir uns verhalten, wird nicht nur von unseren Gedanken und Ansichten bestimmt, sondern auch von den *Gefühlen* und Bedürfnissen, die wir erleben. Die Auseinandersetzung mit einem belastenden Ereignis – wie einer Krebserkrankung – kann dazu führen, dass Sie an sich oder Ihrem Partner/Ihrer Partnerin Bedürfnisse oder Gefühle feststellen, die Sie so von sich oder von Ihrem Partner/Ihrer Partnerin noch nicht kannten. Jeder von uns hat bestimmte Auslöser, die Ärger, Freude oder Angst hervorrufen. Im Rahmen der Krebserkrankung kann es vorkommen, dass Sie viel sensibler auf bestimmte Dinge reagieren als Sie das von sich gewohnt sind oder aber solche Empfindlichkeiten an Ihrem Mann/Ihrer Frau beobachten. Die Gefühle, die wir haben, haben auch einen Einfluss auf unser Verhalten. Damit Sie sich als Paar gegenseitig verstehen können, ist es wichtig, dass Sie neben den Gedanken Ihres Partners/Ihrer Partnerin auch die Gefühle kennen. Es ist nicht einfach, über Gefühle zu sprechen. Viele Menschen tun sich damit sehr schwer, sei es aus Erziehungsregeln, wie z. B. „als Junge weint man nicht", die dazu führen, dass Gefühle unterdrückt oder vernachlässigt werden und somit die Fähigkeit, seine Gefühle wahrzunehmen und auszusprechen, verlernt wird. Sei es aber auch aus dem Grund, dass das

Äußern von Gefühlen in unserer Gesellschaft oft als unangebracht oder unerwünscht gilt, insbesondere im beruflichen Umfeld. Viele Menschen haben Angst, dass das Ansprechen von Gefühlen als Schwäche ausgelegt wird.

In der Auseinandersetzung und Bewältigung einer Krebserkrankung werden Sie an sich vielleicht Gefühle feststellen, die Sie so von sich noch nicht kannten. Denken Sie daran, dass Sie ein *Recht auf Ihre Gefühle* haben und sie auch in Ihrer Partnerschaft besprochen werden sollten. Bevor Sie mit Ihrem Partner/Ihrer Partnerin über Ihre Gefühle sprechen können, müssen Sie sie jedoch erst einmal wahrnehmen und sich auch erlauben, Gefühle haben zu dürfen. Wenn Sie Ihre Gefühle für sich behalten oder nur indirekt äußern, muss Ihr Partner/Ihrer Partnerin versuchen, Ihre *Gefühle zu erraten*, woraus sich ähnlich wie beim Gedankenlesen, meist Unsicherheiten oder Missverständnisse ergeben.

Auch das Verhalten wird durch die Gefühle beeinflusst und unausgesprochene Gefühle können sich in Verhaltensweisen äußern. So kann es vorkommen, dass Sie Ihre Angst, Trauer oder Verletzung durch verschlossenes Verhalten und eine entsprechende Mimik ausdrücken und es Ihrem Partner/Ihrer Partnerin überlassen, zu erraten, was in Ihnen vorgeht. Ihr Partner/Ihre Partnerin wird damit vermutlich überfordert sein, da er/sie nicht mit Sicherheit wissen kann, wie Ihnen zumute ist oder was Auslöser für Ihre Emotionen war. Wenn Sie aber in der Lage sind, offen über Ihre Gefühle und deren Auslöser zu sprechen, kann auch Ihr Partner/Ihre Partnerin verstehen, was Sie empfinden. Das *offene Ansprechen von Gefühlen* ist dadurch gekennzeichnet, dass Sie sich auf Ihre eigene Person beziehen (*Ich-Gebrauch*), das *Gefühl beim Namen nennen* und die *Situation beschreiben*, die das Gefühl ausgelöst hat.

Beispiel
„Ich bin heute verärgert, weil der Arzt im Krankenhaus sich nur 2 Minuten Zeit für meine Fragen genommen hat.“

Die *dritte Fertigkeit* des Sprechers ist somit das *„Sich Öffnen“*.

3. Sich öffnen (Gefühle)
Versuchen Sie sich zu *öffnen* und zu *beschreiben, was in Ihnen vorgeht.* Anklagen und Vorwürfe lassen sich vermeiden, wenn Sie Ihre Gefühle und Bedürfnisse direkt äußern. So kann auch ein weiterer häufiger Fehler, „das Gedankenlesen“, vermieden werden.

Auch wenn es Ihnen anfangs vielleicht schwer fällt, sich zu öffnen und mit Ihrem Partner/Ihrer Partnerin über Ihre Gefühle zu sprechen, versuchen Sie diese neuen Erfahrungen zu sammeln, indem Sie öfter darüber reden, was Sie fühlen und was in Ihnen vorgeht. Manchmal kann es schwer sein, die richtigen Worte für Gefühle zu finden, denn meist reichen die Bezeichnungen „Mir geht's gut“ oder „Mir geht's schlecht“ nicht aus, um die Emotionen treffend zu beschreiben, mit denen Sie im Rahmen einer Krebserkrankung zu tun haben werden.

Überlegen Sie für einen Moment, welche Gefühle bei Ihnen, seit Sie von der Diagnose Krebs wissen, schon aufgetreten sind. Waren Sie traurig? Vielleicht auch mal wütend oder ärgerlich? Hatten Sie Angst? Versuchen Sie Ihrem Partner/Ihrer Partnerin Ihre Gefühle mitzuteilen. Wie haben Sie sich heute gefühlt? Wie ging es Ihnen am Morgen als Sie aufgestanden sind? Änderte es sich im Verlauf des Tages? Wie ist es am Abend? Abbildung 1 soll Ihnen dabei helfen, Gefühle in Worte zu kleiden.

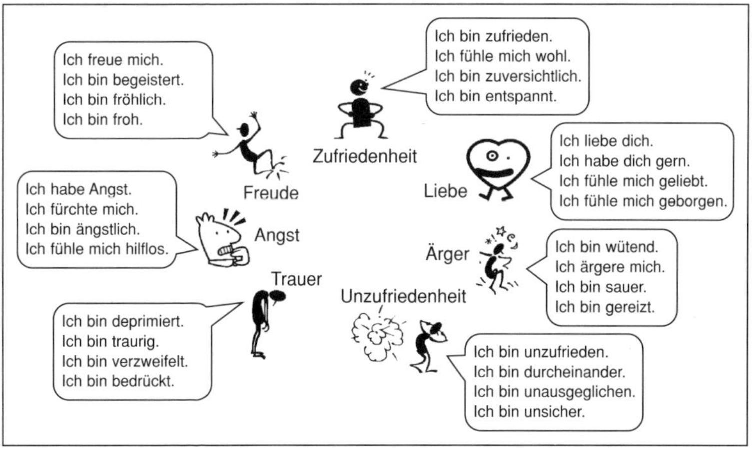

Abbildung 1: Beispiele für Gefühle

Im Folgenden finden Sie die drei Regeln für den Sprecher im zusammenfassenden Überblick („Spickzettel“).

Sprecher-Regeln

- *Ich-Gebrauch:* Sprechen Sie von *sich* und von *Ihrem Erleben, Ihren Gedanken und Gefühlen*. Vermeiden Sie Vorwürfe, Anklagen oder Du-Äußerungen.
- *Konkretheit:* Sprechen Sie von einer *ganz bestimmten, konkreten Situation* oder *Verhaltensweise* (Hier und Jetzt!). Keine Verallgemeinerungen wie „immer“ oder „nie“ und Charakterzuschreibungen wie „typisch“.
- *Gefühle (sich öffnen):* Äußern Sie Ihre *Gefühle und Bedürfnisse direkt*. Versuchen Sie sich emotional zu öffnen und beschreiben Sie, was in Ihnen vorgeht.

1.1.1.3 Auf die richtige Balance kommt es an!

Bei allen Gesprächen, die Sie über die Krebserkrankung führen, ist es wichtig, dass Sie eine gewisse *Balance* in Bezug auf die *Häufigkeit* und das *Timing* solcher Gespräche berücksichtigen. Wenn Sie die ganze Zeit über Krebs reden, kann dies genauso viele Spannungen und Belastung erzeugen, wie zu vermei-

Wenn Sie das Thema „Krebs“ *vermeiden* und nur über andere Dinge sprechen, entsteht ein Ungleichgewicht. Sie „wiegen“ alles andere als relevanter und das Thema Krebs wird vernachlässigt. Sie werden sich dann wahrscheinlich beide unwohl fühlen, da Sie sich durchaus darüber bewusst sind, dass die Krebserkrankung gegenwärtig ist, Sie aber beide so tun, als spiele sie keine Rolle.

Die *richtige Balance* zu finden, in der über Krebs gesprochen wird, aber kein Über- oder Untergewicht entsteht, ist wichtig für beide Partner. Die Häufigkeit der Gespräche ist von Paar zu Paar verschieden. Wichtig ist, dass das Verhältnis zwischen diesem und anderen Themen ausgeglichen bleibt. Für die meisten Paare ist dieses Thema belastend, daher sollten Sie dafür sorgen, dass erfreuliche oder zumindest weniger belastende Themen ebenfalls besprochen werden.

Wenn Sie *andauernd* über die Erkrankung reden, wird Ihr Alltag nur noch von diesem Thema beherrscht. Das ist für die meisten Paare zunächst sehr unangenehm. Sie verstricken sich als Paar in das Thema, die Partnerschaft wird durch das Gewicht, das die Thematik erhält, so stark belastet, dass sie regelrecht „nach Luft ringt“.

Abbildung 2: Die richtige Balance in Bezug auf krebsrelevante Gespräche den, über dieses Thema zu sprechen. Abbildung 2 soll Ihnen diese Balance bzw. mögliche Ungleichgewichte verdeutlichen.

Es ist wichtig, dass Sie als Paar die *richtige Balance* finden. Sie und Ihr Partner/Ihre Partnerin unterscheiden sich vielleicht darin, wie groß Ihr Bedürfnis ist, über die Erkrankung zu reden. Versuchen Sie diese Unterschiedlichkeit in Ihren Bedürfnissen festzustellen und nach Lösungsmöglichkeiten zu suchen. Die Gesprächsregeln werden Ihnen dabei helfen. Wenn bei Ihnen beispielsweise der Drang über die Erkrankung zu reden geringer ist als bei Ihrem Partner/Ihrer Partnerin, sprechen Sie miteinander darüber, wie viel für Sie annehmbar ist und mit wem sich Ihr Partner/Ihrer Partnerin ansonsten noch austauschen kann (z. B. andere Familienangehörige oder Freunde), wenn sein/ihr Gesprächsbedürfnis durch Ihre gemeinsamen Gespräche nicht gedeckt wird. Denken Sie daran, dass sich Ihr Gesprächsbedürfnis über die Zeit verändern kann. Deswegen ist eine erneute Feststellung der Balance von Zeit zu Zeit notwendig, da die alte Balance im Verlauf der Auseinandersetzung mit der Erkrankung ihre Gültigkeit verlieren kann.

Für die Stabilität Ihrer Beziehung ist es wichtig, dass belastende Themen und Gefühle durch unbelastende Themen und angenehme Gefühle ausgeglichen werden. Es spielt eine große Rolle für die partnerschaftliche Zufriedenheit, wie viel Zeit Sie sich *positiv verhalten* (z. B. lachen, Komplimente machen, sich berühren) oder in *negativer* Art und Weise miteinander umgehen (sich kritisieren, anschreien, missachten). John Gottman – ein Paarforscher aus den USA – hat herausgefunden, dass ein Verhältnis von *5 : 1* optimal für die partnerschaftliche Zufriedenheit sei, d. h. wenn Sie sich einmal anschreien, sollten Sie sich im Schnitt fünfmal etwas Gutes dafür tun. Es ist vollkommen unklar, ob dieses Verhältnis übertragen werden kann auf die Besprechung unangenehmer oder belastender Themen – wie eine Krebserkrankung – aber es macht vielleicht deutlich, dass das Aushalten unangenehmer Gefühle mit dem Erleben angenehmer Gefühle ausgeglichen sein sollte. Die Krebserkrankung somit zum „thematischen Dauerbrenner“ der Partnerschaft zu machen, ist nicht empfehlenswert.

1.1.2 Praktische Unterstützung: Was kann ich tun?

Neben der emotionalen Unterstützung, die in erster Linie durch das miteinander Reden erfolgt, nimmt auch die *praktische Unterstützung*, insbesondere zu Beginn der medizinischen Behandlung, eine wichtige Rolle in der Auseinandersetzung mit einer Krebserkrankung ein. Praktische Fähigkeiten der partnerschaftlichen Unterstützung beinhalten, dass Sie verschiedene Wege kennenlernen, um sich *gegenseitig* während der Behandlung und in der Rehabilitationsphase zu unterstützen.

Eine Krebsbehandlung kann den Lebensstil und den Alltag, den Sie als Paar bisher gewohnt waren, zeitweise unterbrechen. Die Aufgaben, für die Sie oder Ihr Partner/Ihre Partnerin bisher verantwortlich waren, können sich erhöhen oder verringern. In den meisten Fällen ist es so, dass Männer, während sich die Frau von der Behandlung erholt, mehr Aufgaben, z. B. im Haushalt, übernehmen als sie das normalerweise tun. Bei der praktischen Unterstützung geht es darum, *dem anderen Aufmerksamkeiten zukommen zu lassen*, die zum einen aus *Gefälligkeiten* bestehen, die Sie Ihrem Partner/Ihrer Partnerin zuliebe tun oder aus *liebevollen, zärtlichen Zuwendungen*. Es müssen keine außergewöhnlichen Dinge sein, sondern in erster Linie alltägliche kleine Aufmerksamkeiten. Sie sollten sich deswegen nicht unter Druck oder Zwang zur Originalität setzen. Einige Beispiele von unterstützendem Verhalten sind:

- Hilfe bei der Hausarbeit,
- Gespräche über wichtige Entscheidungen in Bezug auf die Krankheit,
- gemeinsame angenehme Aktivitäten,
- Trost spenden,
- seinen Partner/seine Partnerin aufmuntern,
- liebevoll in den Arm nehmen.

Das Ziel dieses Ratgebers ist es, Ihnen dabei zu helfen, den tagtäglichen Umgang miteinander trotz der Belastung durch die Krebserkrankung positiver zu gestalten. Auf Seite 32 und Seite 33 (Arbeitsblatt 1 und 2) finden Sie zwei „Füreinander-Listen" (eine für Sie als betroffene Partnerin und eine für Sie als Partner) mit verschiedenen Aufmerksamkeiten und Aktivitäten, deren gegenseitige Ausführung andere Paare hilfreich fanden. Als Patientin dürfen Sie sich aus dieser Liste maximal *fünf* Dinge aussuchen, die Ihr Partner in den nächsten ein oder zwei Wochen für Sie tun kann und die Sie als hilfreich empfinden. Sie können sich natürlich auch Dinge wünschen, die nicht in dieser Liste aufgeführt sind. Als Partner dürfen Sie sich *1 bis 2* Dinge aussuchen, die Ihre Partner/Ihre Partnerin in den nächsten ein oder zwei Wochen für Sie tun kann und die Sie als hilfreich empfinden. Auch Sie können sich natürlich Dinge wünschen, die nicht in dieser Liste aufgeführt sind. Es können auch Dinge sein, die der andere bereits für Sie tut, die Ihnen gut tun oder für Ihr Wohlbefinden wichtig sind und von denen Sie möchten, dass Ihr Partner/Ihre Partnerin diese Dinge auch weiterhin tut.

Um zu verhindern, dass Dinge, die Sie an Ihrem Partner/Ihrer Partnerin schätzen oder die er/sie Ihnen zuliebe tut, als selbstverständlich hingenommen werden, sollten Sie sich über die Aufmerksamkeiten oder Dinge, die Sie sich aus den „Füreinander-Listen“ ausgewählt haben, *regelmäßig Rückmeldung* geben. Vielleicht stellen Sie ja fest, dass Ihr Partner/Ihre Partnerin eine ganze Menge Dinge tut, über die Sie sich freuen und die Ihnen gut tun. Dann sollten Sie ihm/ihr das auch sagen. Es kann aber auch sein, dass Dinge, die Sie sich gewünscht haben, doch nicht so angenehm waren, wie Sie das im Vorfeld dachten. Auch darüber sollten Sie sich mit Ihrem Partner/Ihrer Partnerin austauschen und gemeinsam überlegen, was Sie verändern könnten. Haben Sie sich beispielsweise gewünscht, dass Ihr Partner andere Personen über Ihren Gesundheitszustand informiert, Sie aber feststellen, dass die ständigen Telefonate, die Ihr Partner mit Freunden, Bekannten oder Verwandten führt, Sie sehr belasten, da immer wieder die gleichen Dinge erzählt werden, sollten Sie Ihrem Partner das auch sagen. Sie können gemeinsam nach einer Lösung suchen, z. B. dass Ihr Partner die Telefonate in Ihrer Abwesenheit oder einem anderen Raum führt. Andererseits kann es auch sein, dass Ihr Partner merkt, dass ihn diese Aufgabe zu sehr belastet, da es ihn auch immer wieder emotional sehr aufwühlt, wenn er mit anderen Personen über Ihre Erkrankung spricht. Auch dies sollten Sie sich mitteilen und gemeinsam nach einer Lösung suchen. Im Verlauf der Erkrankung werden Sie vielleicht auch feststellen, dass sich *Bedürfnisse ändern*. Wünsche, die Sie zu Beginn der Erkrankung haben, können im Genesungsverlauf in den Hintergrund rücken. Häufig ist es so, dass sich Frauen zu Beginn der Erkrankung z. B. mehr Unterstützung im Haushalt wünschen. Dieser Wunsch kann jedoch mit zunehmender körperlicher Fitness wieder abnehmen, dafür werden aber vielleicht andere Wünsche, wie z. B. kuscheln oder schmusen, stärker. Wichtig ist, dass Sie miteinander im Gespräch bleiben, damit Sie wissen, womit Sie Ihrem Partner/Ihrer Partnerin eine Freude machen können und was der andere als angenehm erlebt.

Sie haben jetzt viel über emotionale und praktische Unterstützung erfahren, die Ihnen dabei helfen soll, mit den Belastungen einer Krebserkrankung besser umgehen zu können. Im nächsten Abschnitt lernen Sie eine weitere Methode kennen, die Ihnen dabei helfen kann, Anspannung und Stress abzubauen – die *Entspannung*.

Arbeitsblatt 1: **Füreinander-Liste angenehmer und unterstützender Tätigkeiten – Mann**

Suchen Sie sich aus dieser Liste 1 bis 2 Dinge aus, die Ihre Partnerin in den nächsten ein oder zwei Wochen für Sie tun kann und die Sie als hilfreich empfinden. Sie können sich natürlich auch Dinge wünschen, die nicht auf dieser Liste aufgeführt sind.

- ☐ Mir zuhören, während ich über meine Gefühle und Gedanken rede.
- ☐ Mir versichern, dass du mich so liebst, wie ich bin.
- ☐ Wichtige Entscheidungen bezüglich deiner Krebserkrankung mit mir besprechen.
- ☐ Mir sagen wie es dir geht und wie du die Behandlungen erlebst.
- ☐ Mir zu verstehen geben, dass du meine Gefühle und meine Stimmung nachvollziehen kannst.
- ☐ Mich trösten, indem du mir körperliche Zuneigung zeigst.
- ☐ Etwas Angenehmes gemeinsam unternehmen (z. B. spazieren gehen).
- ☐ Mit mir über deine Ängste und Sorgen bezüglich deiner Erkrankung reden.
- ☐ Positiv über die Zukunft sprechen.
- ☐ Mir sagen, wenn es Dinge gibt, die ich für dich tun kann.
- ☐ Mich um Sex bitten.
- ☐ Mich liebevoll in den Arm nehmen.
- ☐ Mit mir beten.
- ☐ Mit mir kuscheln oder schmusen.
- ☐ Mir sagen, dass du mich liebst.
- ☐ Mir Zeit für mich allein geben.
- ☐ Mich in erotischer Weise berühren.
- ☐ Mich fragen, wie es mir geht.
- ☐ Mich von Zeit zu Zeit länger arbeiten lassen.
- ☐ ______________________________

Arbeitsblatt 2: Füreinander-Liste angenehmer und unterstützender Tätigkeiten – Frau

Suchen Sie sich aus dieser Liste max. 5 Dinge aus, die Ihr Partner in den nächsten ein oder zwei Wochen für Sie tun kann und die Sie als hilfreich empfinden. Sie können sich natürlich auch Dinge wünschen, die nicht auf dieser Liste aufgeführt sind.

- ☐ Mir zuhören, während ich über meine Gefühle und Gedanken rede.
- ☐ Mir versichern, dass du mich so liebst, wie ich bin.
- ☐ Mit mir zu Behandlungen und Arztterminen gehen.
- ☐ Wichtige Entscheidungen bezüglich meiner Krebserkrankung mit mir besprechen.
- ☐ Für unsere Familie die Verantwortung übernehmen.
- ☐ Mir zu verstehen geben, dass du meine Gefühle und meine Stimmung nachvollziehen kannst.
- ☐ Mich trösten, indem du mir körperliche Zuneigung zeigst.
- ☐ Zusätzliche Zeit mit mir verbringen.
- ☐ Etwas Angenehmes gemeinsam unternehmen (z. B. spazieren gehen).
- ☐ Sich normal verhalten, als wäre ich nicht mit Krebs diagnostiziert.
- ☐ Mit mir über deine Ängste und Sorgen bezüglich meiner Erkrankung reden.
- ☐ Positiv über die Zukunft sprechen.
- ☐ Mir helfen, über etwas anderes als Krebs nachzudenken.
- ☐ Mir sagen, wenn es Dinge gibt, die ich für dich tun kann.
- ☐ Andere Personen über meinen Gesundheitszustand informieren.
- ☐ Sich um mich kümmern, wenn ich mich unwohl oder krank fühle.
- ☐ Mich zu Terminen fahren.
- ☐ Mich um Sex bitten.
- ☐ Bei Arbeiten im Haushalt helfen.
- ☐ Witze machen, um mich aufzuheitern.
- ☐ Mich liebevoll in den Arm nehmen.
- ☐ Mit mir oder für mich beten.
- ☐ Mit mir kuscheln oder schmusen.
- ☐ Einkaufen oder mir beim Einkaufen helfen.
- ☐ Mir sagen, dass du mich liebst.
- ☐ Kochen oder beim Kochen helfen.
- ☐ Mich massieren.
- ☐ Mir Zeit für mich allein geben.
- ☐ Mich fragen, wie es mir geht.
- ☐ ______________________________

1.2 Entspannung

In Schritt 2 dieses Ratgebers werden wir Ihnen die Stressantwort vorstellen, die Ihnen zeigt, auf welchen vier Ebenen sich Stress oder Belastungen bemerkbar machen können. Eine dieser Ebenen ist der *Körper*. Er sendet seine ganz individuellen Signale.

Fallbeispiel Frau K. über die Zeit nach der Diagnosestellung

„In den ersten Tagen nach der Diagnose konnte ich kaum noch was essen. Mein Appetit war plötzlich weg. Auch mit dem Schlafen klappte es nicht mehr so richtig. Nachts lag ich wach. Erst konnte ich nicht einschlafen, dann bin ich nach ein paar Stunden Schlaf wieder aufgewacht und konnte nicht wieder in den Schlaf finden. Morgens fühlte ich mich irgendwie kraft- und energielos, so als würde ich eine Grippe bekommen."

Frau K. beschreibt typische anfängliche Reaktionen des Körpers auf eine Krise oder Bedrohung. Diese Körperempfindungen können auch bei den Partnern betroffener Frauen auftreten. Einige berichten, schlechter zu schlafen, weniger Appetit zu haben, sich angespannter zu fühlen oder sich nicht so gut konzentrieren zu können. Ein wichtiger Aspekt um mit diesem Stress zurechtzukommen, ist die Fähigkeit, den Körper entspannen zu können und einen Teil der Spannung und des Adrenalins, das sich aufgebaut hat, freizusetzen. Dazu eignen sich *Entspannungsübungen* sehr gut. Vielleicht haben Sie ja bereits Erfahrungen mit solchen Übungen in der Vergangenheit gemacht und diese auch als wirksam empfunden. Manche Personen haben *Schwierigkeiten* bei der Durchführung von Entspannungsübungen. Typische Gründe dafür, dass die Entspannung nicht so gut funktioniert, können sein:

- versuchen sich zu entspannen, wenn man zu müde oder zu aufgeregt/erregt ist,
- die eigene „Leistung" während einer Entspannungssitzung zu beobachten,
- einen Ort zum Üben auszuwählen, in dem zu viel Außenstimulation vorhanden ist (keine Ruhe etc.).

Es gibt verschiedene Möglichkeiten für Entspannungsübungen: von Autogenem Training über Atementspannung und Imaginationsübungen bis hin zu Progressiver Muskelentspannung etc. Sie werden feststellen, dass nicht alle Entspannungsarten Ihnen gleichermaßen gut gefallen werden. Dennoch ist es wichtig, dass Sie mit mehreren Arten experimentieren und dann die Art auswählen, die Ihnen am besten zusagt bzw. am meisten bringt. Wenn Sie eine Entspannungsform gefunden haben, die Ihnen zusagt, führt die *regelmäßige Anwendung* dieser Übungen zu einem Abbau der Spannung, des Adrenalins und der körperlichen Überanspannung, die wir erleben, wenn wir gestresst oder ängstlich sind. Entspannungsübungen geben Ihnen zudem Gelegenheit, Ihren Körper besser kennen zu lernen. Dabei werden Sie schon nach 3- bis 4-maligem Üben erfahren, wie Gedanken, Gefühle und körperlich-muskuläre Vorgänge zusammenspielen.

Übung ist für das Erlernen von Entspannung wichtig. Geben Sie daher nicht auf, wenn es Ihnen bei den ersten Malen nicht so gut gelingt. Es geht auch nicht darum, sich „ganz entspannt“, locker oder müde zu fühlen. Ziel ist es, dass Sie nach einigen Wochen Übung sich z. B. vor bestimmten unangenehmen Situationen durch eine kurze Übung gelassener und ruhiger fühlen.

Entspannung kann Ihnen außerdem dabei helfen, besser einzuschlafen, unangenehme Verspannungen in Ihrem Körper abzubauen und sich von Erwartungsängsten abzulenken sowie Stress abzubauen. Um diese Effekte zu erreichen, sollten Sie regelmäßig – am besten täglich – üben. Gerade zu Beginn können Ihnen dabei CDs (im Musikhandel erhältlich) helfen, später sind Sie vielleicht in der Lage, immer häufiger Kurzübungen mit gleichem Effekt einzusetzen. Einige Krankenkassen bieten ihren Versicherten kostenlos Entspannungs-CDs an, z. B. „Progressive Muskelentspannung“ oder „Atementspannung“ von der Techniker Krankenkasse. Für eine erfolgreiche Entspannung sollten Sie folgende Hinweise beachten:

- *Suchen Sie sich einen ruhigen Platz.* Wählen Sie für Ihre Entspannungsübungen einen Platz, an dem Sie ungestört sind. Gerade zu Beginn ist es wichtig, dass man nicht abgelenkt oder unterbrochen wird. Versuchen Sie bei den Übungen, die Augen zu schließen. Sie müssen sich nicht unbedingt hinlegen, ein bequemer Sessel eignet sich auch gut. Mit etwas Übung werden Sie nach einiger Zeit auch in der Lage sein, Ihre Entspannungsübungen mit geöffneten Augen oder in nicht ganz so ruhiger Umgebung durchzuführen.
- *Haben Sie Geduld.* Das Erlernen von Entspannung benötigt Zeit. Seien Sie daher nicht so streng mit sich, wenn es nicht gleich klappt oder Ihre Gedanken bei den Übungen abschweifen. Gerade in sehr belastenden Zeiten kann es schwierig sein, sich zu konzentrieren. Das ist ganz normal und in Ordnung. Wenn Sie merken, dass Ihre Gedanken abschweifen, versuchen Sie sich wieder auf die Übungen (z. B. die CD) zu konzentrieren. Je öfter Sie üben, desto leichter wird es Ihnen fallen, sich zu entspannen.

Arbeitsblatt 3:	**Entspannungstagebuch**			
Tag/ Uhrzeit	**Durchgeführte Entspannungsübung**	**Zeit für die Übung**	**Anspannung *vor* der Übung 0 bis 4**	**Anspannung *nach* der Übung 0 bis 4**
Mittwoch 19 Uhr	Muskel-entspannung	30 Min.	3	1

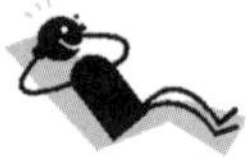

Anspannungsskala

0	1	2	3	4
keine	ein wenig	mäßig	stark	sehr stark

Arbeitsblatt 4: Anleitung für eine schnelle Entspannungsübung

Diese Entspannungsübung ist schnell und einfach durchzuführen. Sie kann Ihnen dabei helfen, mehr Kontrolle über Ihre Anspannung, Unruhe und belastenden Gedanken zu erlangen. Führen Sie die Übung durch, wenn Sie sich angespannt, nervös, ängstlich oder frustriert fühlen. Sie können die Übung jederzeit zwischendurch anwenden, z. B. wenn Sie im Wartezimmer sitzen oder vor dem Schlafengehen.

- Stoppen Sie, was Sie gerade tun.
- Setzen Sie sich bequem hin oder lehnen Sie sich irgendwo an.
- Schließen Sie die Augen oder konzentrieren Sie den Blick auf einen Gegenstand im Raum.
- Atmen Sie tief und langsam ein, zählen Sie dabei bis 4.
  Dann atmen Sie langsam aus, zählen Sie dabei bis 4.
- Atmen Sie langsam ein, zählen Sie dabei bis 4, halten Sie den Atem für 2 Sekunden an.
- Atmen Sie langsam aus, zählen Sie dabei bis 4.
  Wiederholen Sie das einige Male.
- Während Sie ein- und ausatmen, sagen Sie Ihre Selbstentspannung zu sich. Das kann ein bestimmter Satz sein wie z. B. „Jetzt werde ich ganz ruhig.“.
- Wenn Sie das nächste Mal einatmen, stellen Sie sich vor, dass Sie an Ihrem Lieblingsplatz sind und sich bequem entspannen.
- Behalten Sie das Bild bei und atmen Sie in der gleichen entspannenden, ruhigen Art weiter.
- Sehen Sie sich an Ihrem gedanklichen Lieblingsplatz um. Sagen Sie sich, dass Sie hier immer, wenn Sie wollen, herkommen können. Dies ist Ihr sicherer Ort, Sie fühlen sich hier entspannt und ruhig.
- Wenn Sie sich entspannter fühlen, öffnen Sie die Augen.

Gönnen Sie sich einen erfrischenden Start. Planen Sie Ihren nächsten Schritt langsam. Beginnen Sie Ihre nächste Aufgabe, wenn Sie sich bereit fühlen.

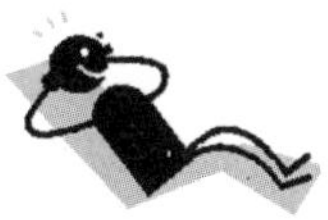

- *Führen Sie Ihr Entspannungstagebuch.* Mit einem Tagebuch (vgl. Arbeitsblatt 3, Seite 36) können Sie herausfinden, welche Art der Entspannung für Sie persönlich am besten funktioniert. Schauen Sie, bevor Sie mit der Übung beginnen, in Ihr Tagebuch, um sicher zu gehen, dass Sie eine Übung wählen, die Ihnen auch beim letzten Mal schon gut getan hat.

Denken Sie daran:

> Entspannung sollte etwas Angenehmes sein – eine kleine Auszeit vom Alltag.

Arbeitsblatt 4 (vgl. Seite 37) gibt Ihnen eine Anleitung für eine schnelle Entspannungsübung. Die Effekte treten meistens erst *nach ca. 2 Wochen Üben* ein. Um zu überprüfen, welche Entspannungsform Ihnen am meisten bringt und welchen Fortschritt Sie damit machen, empfehlen wir Ihnen das Führen eines *Entspannungstagebuchs* (vgl. Arbeitsblatt 3).

Der nächste Abschnitt richtet sich an Paare, die Kinder unter 18 Jahren haben. Falls dies auf Sie nicht zutrifft, können Sie bei Schritt 2 auf Seite 47 fortfahren.

1.3 Wie Sie Ihr Kind/Ihre Kinder auf die Krebserkrankung und -behandlung vorbereiten können

Die Diagnose einer Krebserkrankung bringt *große Veränderungen* für die *ganze Familie* mit sich. Manche Kinder haben kaum Probleme damit, sie denken, dass das schon vorüber gehen wird und bald alles wieder beim Alten ist. Viele Kinder sorgen sich aber auch und möchten gerne etwas tun, um zu helfen. Nach der Diagnose und während der ersten medizinischen Behandlungen sind Eltern in der Regel sehr mit sich selbst beschäftigt, sie fühlen sich zeitweise überfordert und durch die oft sehr intensive Therapie ist tatsächlich auch weniger Zeit und Kraft für Kinder vorhanden als vorher. Untersuchungen zeigen, dass sich bei etwa 1/4 der Eltern die Mutter-Kind Beziehung mit der Erkrankung der Mutter verschlechtert (Riedesser & Schulte-Markwort, 1999). Töchter und Söhne der erkrankten Mütter sind davon stärker betroffen als Kinder von erkrankten Vätern. Das folgende Beispiel verdeutlicht typische Gedanken von betroffenen Eltern.

Fallbeispiel Frau K. über die Diagnosevermittlung an ihre Kinder (Sohn, 14 Jahre; Tochter, 7 Jahre)

„Nachdem ich erfahren habe, dass ich Brustkrebs habe, stellte ich mir die Frage: *„Wie sage ich es den Kindern?"* Zeitweise dachte ich auch, ob ich es ihnen überhaupt sagen soll oder nicht einfach so tun soll, als wäre nichts passiert. Gerade bei meiner Jüngsten war ich sehr unsicher. Ist sie nicht noch zu jung für so eine Diagnose? Bei meinem Sohn konnte ich mir schon eher vorstellen, mit ihm darüber zu reden. Aber wie? Denken beide dann sofort, dass ihre Mutter sterben wird? Oder nehmen sie es eher gelassen auf? Ich war hin und her gerissen, auch darüber, wie viel und was genau ich ihnen sagen sollte. Soll ich alles sagen oder doch lieber verharmlosen? Aber wie erkläre ich dann, dass ich jetzt öfter ins Krankenhaus muss und mir dann wahrscheinlich bei der Chemotherapie auch die Haare ausgehen?"

Das Beispiel verdeutlicht, dass sich Frau K. in einem Zwiespalt befindet: Soll sie es den Kindern sagen oder nicht? Was soll sie sagen? Und vor allem wie? Das sind die Fragen, die Eltern am häufigsten beschäftigen. *Nicht jedes Kind reagiert gleich auf die Diagnose.* Die Reaktionen eines Kindes auf die Diagnose sind von verschiedenen Faktoren abhängig: Zum einen spielen das *Alter* und der *Entwicklungsstand* des Kindes eine Rolle. Aber auch die *Beziehung zum betroffenen Elternteil* ist von Bedeutung. Ist die Beziehung zur Mutter sehr eng, dann sind die Ängste vor dem Verlust der engsten Bezugsperson beim Kind groß. Weitere Faktoren sind: Gab es schon *vor der Erkrankung Schwierigkeiten oder Probleme* zwischen Eltern und Kind (z. B. während der Pubertät)? Sind die Kinder auch außerhalb der Familie gut sozial eingebunden, z. B. enger Kontakt zu Großeltern oder Verwandten? Wie verfügbar ist der „gesunde" Elternteil? Ist er beruflich sehr stark eingespannt oder kann er sich Freiräume und „Extrazeit" für die Kinder schaffen? Weitere Faktoren, die in Bezug auf die Reaktion des Kindes eine Rolle spielen, sind auch die Art der Diagnose, der Verlauf der Erkrankung und die Heilungschancen. Mädchen, deren Mütter an Brustkrebs erkranken, können Sorgen haben, selber an (Brust-)Krebs zu erkranken. Letztlich ist Ihre Ehrlichkeit und Offenheit in der Beziehung zu Ihrem Kind ein entscheidender Faktor dafür, wie Ihr Kind reagieren wird. Gehen Sie daher *offen und ehrlich* mit der Erkrankung um, vermeiden Sie Unsicherheit und Sorgen bei Ihren Kindern.

Eltern sorgen sich häufig darüber, *wie viel* und *was* sie ihren Kindern erzählen sollen. Auch Gedanken daran, ob die eigene Erkrankung oder die der Frau einen *negativen Einfluss* auf die Entwicklung des Kindes hat, treten oft auf. Kinder und Jugendliche, bei denen ein Elternteil an Krebs erkrankt ist, zeigen im Allgemeinen *keine* ernsthaften psychosozialen Schwierigkeiten, haben aber ein leicht zunehmendes Risiko für die Entwicklung von internalisierendem Problemverhalten (also unsicheres, depressives, ängstliches, reizbares, zurückziehendes Verhalten). Die Verhaltensweisen sind also zum eigenen Selbst gerichtet im Gegensatz zum externalisierenden Verhalten (wie z. B. verbale/körperliche Aggression, emotionale Ausbrüche, Impulsdurchbrüche), welches eher nach außen gerichtet ist. Insbesondere jugendliche Mädchen sind gefährdet. Allerdings sind Eigenschaften der Familie wie z. B. *Kommunikation* und *Offenheit* Faktoren, die einen positiven Einfluss auf das psychische Wohlbefinden der Kinder und Jugendlichen haben.

Im Folgenden finden Sie einige Anregungen, die Ihnen helfen sollen, die Gefühle Ihres Kindes besser zu verstehen und es auf die Erkrankung und Ihre Behandlung vorzubereiten. Im dritten Schritt dieses Ratgebers erhalten Sie weitere ausführliche Informationen zum Umgang mit Kindern in einer solchen Lebensphase. Hier geht es zunächst darum, wie Sie überhaupt mit Ihren Kindern über die Erkrankung sprechen können.

Fallbeispiel Frau K. über ihren Umgang mit der Brustoperation
„Ich war ziemlich unsicher, ob ich meinen Kindern die operierte Brust zeigen sollte oder nicht. Aber als mich meine Tochter nach der Brustoperation im Krankenhaus besuchte, habe ich sie einfach in den Arm genommen und gefragt: Willst du mal sehen? Sie sagte gleich ja und ich habe ihr die Narbe und den Verband gezeigt. Damit war der Bann irgendwie gebrochen. Seitdem kann ich mich ganz unbefangen zeigen. Eigentlich war es ganz einfach.“

1.3.1 Erzählen Sie Ihrem Kind von der Erkrankung

Kinder müssen auf größere Veränderungen in ihrem Leben vorbereitet werden. Sprechen Sie zuerst mit Ihrem Kind über andere Familien mit einer ähnlichen Erkrankung, damit es erkennt, dass viele Familien mit der Erkrankung Krebs zu tun haben. Viele Eltern fragen sich, ob sie ihr Kind *unnötig belasten*, wenn sie über die Erkrankung sprechen. Erzählen Sie Ihrem Kind sobald wie möglich davon: Es lässt sich ohnehin nicht verheimlichen, Ihr Kind merkt sehr wohl, dass irgendetwas nicht stimmt. Oft sind Eltern auch unsicher, weil sie nicht wissen, wie sie mit den Gefühlen oder Reaktionen der Kinder umgehen sollen. Vielleicht wird Ihr Kind traurig sein und weinen, aber auch scheinbares Desinteresse, Ärger oder Aggressivität können auftreten. Denken Sie daran, dass die Reaktionen Ihres Kindes unterschiedlich sein können, denn es sind Reaktionen auf den Schreck der Krebsdiagnose. Auch Sie haben eingangs bestimmte Reaktionen gezeigt, als Sie das erste Mal von der Diagnose hörten. Wenn Ihr Kind Trost braucht, dann trösten Sie es, wie Sie das sonst auch tun. Wenn Ihr Kind sehr aufgebracht ist und vielleicht aus dem Raum läuft, gehen Sie ihm nach, beruhigen Sie es und zeigen Sie, dass Sie die Aufregung verstehen können, z. B. indem Sie sagen: *„Ich kann verstehen, dass du jetzt erschrocken bist. Mir ging es genauso. Aber ich verspreche dir, alles zu tun, damit ich wieder gesund werde. Wenn du Fragen hast, kannst du sie mir immer stellen."* Manche Eltern sorgen sich auch, ihre eigenen Gefühle ihren Kindern gegenüber zu zeigen. Wenn Sie aber Ihrem Kind Ihre Gefühle (z. B. Traurigkeit) zeigen, signalisieren Sie ihm gleichzeitig, dass es in Ordnung ist, z. B. zu weinen. Sagen Sie Ihrem Kind die Wahrheit, denn Schweigen oder auch Lügen führen häufig dazu, dass die Beziehung zu Ihrem Kind schlechter wird und Sie die Unsicherheit bei Ihrem Kind vergrößern.

Kinderbücher wie z. B. die Broschüre „Was ist mit Mama los" oder „Die Papierkette" erhältlich bei KOMEN Deutschland unter www.komen.de können Ihnen in Abhängigkeit vom Alter Ihres Kindes dabei helfen, Ihr Kind über die Diagnose zu informieren.

Fallbeispiel Frau K. über das Gespräch mit ihren Kindern

„Mein Mann und ich haben uns gemeinsam mit unseren Kindern ins Wohnzimmer gesetzt – jeder auf seinen Lieblingsplatz und dann habe ich angefangen zu erzählen. Ich habe gesagt: ‚Ich muss euch jetzt was Schwieriges sagen. Ich bin krank. Ich habe Krebs – Brustkrebs.'

Dabei kamen mir schon die Tränen und meine Tochter fragte, ob ich denn jetzt sterben müsse. Darüber war ich dann komischerweise erleichtert, weil ich ihr sagen konnte, dass das vermutlich nicht passieren wird, da der Krebs noch rechtzeitig entdeckt wurde und ich deshalb gute Heilungschancen habe. Ich habe dann erklärt, was Brustkrebs ist und beide Kinder haben dazu auch Fragen gestellt. Wir haben noch über die anstehende Behandlung gesprochen. Dann wollten beide gerne fernsehen."

1.3.2 Erklären Sie, dass Ihr Kind keine Schuld an der Erkrankung trägt

Kinder fühlen sich oft *schuldig* an Ereignissen, die sie sich nicht erklären können. Daher kann es auch vorkommen, dass sich Kinder – natürlich völlig unbegründet – schuldig an der Erkrankung ihrer Mutter fühlen. Ein ähnliches Phänomen kann man beobachten, wenn Eltern sich trennen – ebenfalls ein für das Kind unerklärliches Ereignis, für das es oft bereitwillig die Schuld übernimmt. Im Gegensatz zu einer Krebserkrankung gibt es bei einer Trennung oder Scheidung eine größere Involvierung des Kindes (z. B. wenn sich die Eltern uneinig über die Erziehung des Kindes waren und dies häufig zu Konflikten führte oder das Kind schwierig zu bändigen ist). Diesen Zusammenhang gibt es bei einer Krebserkrankung allerdings nicht. Es ist demnach hilfreich, mit dem Kind altersentsprechend auch darüber zu reden, wie es zu einer solchen Erkrankung kommt und wie sie nun behandelt wird. Übrigens geben manche Betroffenen sich selber auch oft die Schuld an der Erkrankung, meist genauso unbegründet wie Kinder dies tun. Und sie würden das anderen gegenüber wahrscheinlich auch nicht so ohne Weiteres sagen, v. a. täte es ihnen aber vermutlich auch gut, wenn sie eindeutig hören würden: Es ist *nicht* ihre Schuld!

1.3.3 Beziehen Sie Ihr Kind in die Vorbereitungen für die Behandlung mit ein – in einem dem Alter angemessenen Ausmaß

Erklären Sie dem Kind z. B. mit Hilfe der Bücher (wie *Die Blaue Reihe* von der Deutschen Krebshilfe, siehe auch Kapitel 1.6), was man unter einer Chemotherapie bzw. Bestrahlungstherapie versteht und was damit erzielt werden soll. Nehmen Sie Ihr Kind mit ins Krankenhaus oder an den Ort, wo Sie Ihre Behandlung erhalten werden und zeigen Sie ihm oder ihr die entsprechenden Geräte, wenn das Kind daran Interesse hat.

Richten Sie sich bei allem danach, woran Ihr Kind Interesse äußert. Geben Sie wahrheitsgemäß Antwort auf die Fragen, die Ihr Kind stellt. Beziehen Sie es auch zu Hause mit ein, wenn Sie zum Beispiel Kleidung wechseln und Hilfe brauchen oder wenn es etwas holen kann, was Ihnen selbst schwer fällt. Loben Sie Ihr Kind, wenn es Ihnen hilft. Achten Sie jedoch darauf, dass Sie Ihrem Kind keine Aufgaben übertragen, die eigentlich einem Erwachsenen zustehen, wie zum Beispiel Wundverbände wechseln oder andere auch für Erwachsene schwierige Aufgaben.

Reden Sie mit Ihrem Kind über den Tumor. Sie können sich zum Beispiel darüber austauschen, wie er wohl aussieht. Sie können jeder eine Zeichnung davon anfertigen und sich dann im Anschluss über die Zeichnung austauschen. Sie können auch gemeinsam eine Party planen, wenn die Operation vorüber ist. Das gibt Ihnen und Ihrem Kind etwas, worauf Sie sich freuen können und hilft, die dazwischen liegende Zeit zu überbrücken.

1.3.4 Führen Sie Veränderungen im Tagesablauf Ihres Kindes rechtzeitig ein

Nehmen Sie notwendige Veränderungen im Tagesablauf Ihres Kindes möglichst *frühzeitig* vor. Dadurch lassen Sie Ihrem Kind Zeit, sich umzugewöhnen. Wenn Sie zum Beispiel Aufgaben, die Sie vor der Diagnose routinemäßig erledigt haben, nun wegen der Behandlung der Erkrankung vorübergehend abgeben müssen, dann informieren Sie Ihr Kind darüber und besprechen Sie, wie die neue Regelung aussehen kann. Geben Sie Ihrem Kind die Möglichkeit, auch Vorschläge mit einzubringen, wer diese Aufgaben, die es selbst betrifft, übernehmen kann. Wenn Sie zum Beispiel Ihr Kind normalerweise von der Schule abholen, das nun aber nicht mehr gehen wird, dann besprechen Sie mit ihm, wer es nun abholen kommen könnte oder wie der Heimweg anderweitig geregelt werden könnte. Behalten Sie so viel wie möglich von dem alten Tagesablauf Ihres Kindes bei, v. a. Essenzeiten, Schlafzeiten und tägliche Aktivitäten wie Kindergarten, Schule, sportliche Aktivitäten oder andere regelmäßig ausgeübte Hobbies.

1.3.5 Organisieren Sie eine Betreuung für Ihr Kind

Sagen Sie Ihrem Kind *rechtzeitig*, wo Sie sein werden, wenn die Behandlung stattfindet (Operation, Chemo- oder Bestrahlungstherapie). Falls Sie über Nacht wegbleiben müssen, informieren Sie das Kind darüber und organisieren Sie eine Betreuung für Ihr Kind (z. B. Partner, andere Familienangehörige, Freunde). Wenn Sie einen Ort haben, an dem Sie alles machen lassen, dann nehmen Sie Ihr Kind ruhig vorher bereits einmal mit, damit es sich die Umgebung anschauen kann und sich vorstellen kann, wo Sie sein werden.

1.3.6 Lassen Sie Ihr Kind zu Besuch kommen

Richten Sie es ein, dass Ihr Kind Sie besuchen kommen kann, wenn es möchte. Ein Besuch kann den möglichen Trennungsschmerz lindern, den Ihr Kind verspürt, weil es nicht bei Ihnen sein kann. Stellen Sie ein *Foto* Ihres Kindes bei sich in der Nähe auf, damit es sehen kann, dass Sie an es denken. Wenn es einige Tage dauert, bis Ihr Kind Sie besuchen kommen kann, halten Sie *telefonisch* Kontakt zu Ihrem Kind. Sie können auch Zettel mit Nachrichten für Ihr Kind schreiben, die Sie Ihrem Partner mitgeben können, um in Kontakt zu bleiben.

1.3.7 Was wenn Probleme auftreten?

Eltern sind oft unsicher darüber, *ob und wann* ihr Kind *professionelle Hilfe* (z. B. von einem Psychotherapeuten) benötigt. Seien Sie auf die Reaktionen Ihres Kindes vorbereitet. Wenn Ihr Kind *Rückschritte* macht bei Dingen, die es schon beherrschte, wie zum Beispiel alleine Einschlafen, *bestrafen Sie es nicht*. Lassen Sie Ihrem Kind *Zeit*, sich an die Situation zu gewöhnen. Aber bleiben Sie bei Ihren *gewohnten Regeln und Konsequenzen*, die auch vor der Erkrankung galten. Handeln Sie bei schlechtem Benehmen sofort. Streiten Sie nicht, nörgeln Sie nicht und diskutieren Sie nicht lange mit Ihrem Kind. Ergreifen Sie einfach die Maßnahmen, die Sie normalerweise auch einsetzen. Damit helfen Sie Ihrem Kind, sich sicher zu fühlen und zu wissen, was es zu erwarten hat.

1.4 Zusammenfassung Schritt 1

Im *ersten* Schritt dieses Ratgebers haben Sie erfahren,

- warum eine Brust- oder Genitalkrebserkrankung auch ein Thema in und für die *Partnerschaft* ist und nicht nur ein individuelles Problem der Patientin und des Partners darstellt und welche *Reaktionen* auf so ein Ereignis folgen können.
- Sie haben Fertigkeiten vermittelt bekommen, wie Sie sich gegenseitig emotional und praktisch unterstützen können:
  - *emotionale Unterstützung* mit Hilfe der Fertigkeiten für gute Gespräche für den Sprecher und Zuhörer und
  - *praktische Unterstützung* durch die *„Füreinander-Liste“*.

- Sie haben *Entspannung* als ein Verfahren zum Stressabbau kennengelernt.
- Paare mit *Kindern* im Alter von unter 18 Jahren haben Hinweise darüber erhalten, wie sie ihre Kinder in Abhängigkeit des kindlichen Entwicklungsstandes über die Diagnose und den Behandlungsverlauf aufklären können.

1.5 Übungen

Ihre Fertigkeiten und Ihr Wissen können Sie nun im Übungsteil vertiefen bzw. üben. Diese Übungen sollen Ihnen helfen, das, was Sie gelesen haben, auch auszuprobieren.

Übung 2: Kommunikation

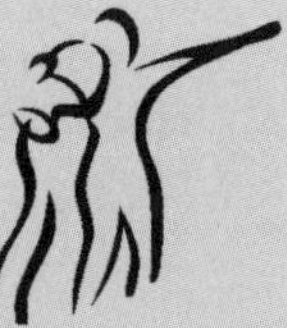

Diese Übung soll Sie zu einem Gespräch anregen, in dem sich jeder von Ihnen bemühen sollte, die dargestellten Sprecher- und Zuhörerfertigkeiten umzusetzen.

Üben Sie *zwei* unterstützende Gespräche:
- die Frau spricht über ein krebsrelevante Thema und der Mann hört zu,
- der Mann redet über ein krebsbezogenes Thema und die Frau hört zu.

Wenn Sie in der *Zuhörerrolle* sind, sollten Sie besonders die Fertigkeiten
- des *aktiven Zuhörens* (Blickkontakt, Nicken, „aha“, „hmmh“) und
- das *Zusammenfassen* mit eigenen Worten oder denen des Partners üben.

Wenn Sie in der *Sprecherrolle* sind, sollten Sie Ihrem Partner sagen,
- was er/sie tun oder sagen könnte, dass Ihnen helfen könnte, versuchen Sie dabei den *Ich-Gebrauch* (z. B. *„Ich wünsche mir, dass du mich zu Arztterminen begleitest.“*).
- Versuchen Sie auch, Ihre *Gefühle direkt* anzusprechen (z. B. *„Ich freue mich, dass du mir im Haushalt hilfst.“*).

Übung 3: Praktische Unterstützung

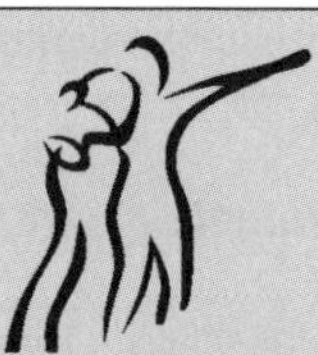

Nehmen Sie sich die „Füreinander-Liste“ (vgl. Arbeitsblatt 1 und 2 auf Seite 32 und Seite 33) und wählen Sie Dinge aus, die Sie sich von Ihrem Partner/Ihrer Partnerin wünschen. Patientinnen dürfen sich bis zu 5 Dinge aussuchen, Partner bis zu 2.

- Führen Sie die unterstützenden Verhaltensweisen aus, die Sie sich aus der „Füreinander-Liste" ausgesucht haben.
- Geben Sie Ihrem Partner/Ihrer Partnerin Rückmeldung für jede unterstützende Verhaltensweise, ob Sie hilfreich war oder nicht.

Übung 4: Entspannung

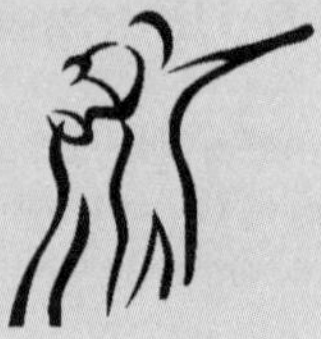

Üben Sie z. B. mit Hilfe von Entspannungs-CDs Ihre Entspannungsübung als Paar oder auch allein.

- Beachten Sie dazu auch die Tipps zur Entspannung auf Seite 35.
- Führen Sie Ihr Entspannungstagebuch (vgl. Arbeitsblatt 3 aus Seite 36).
- Loben und ermutigen Sie sich gegenseitig fürs Üben.
- Denken Sie daran: das Erlernen von Entspannung benötigt Zeit und Übung.

1.6 Weiterführende Literatur

Im Anhang (Seite 123) finden Sie eine Übersicht über die medizinischen Behandlungen sowie Tipps im Umgang mit Nebenwirkungen und einige Informationen über alternative Therapiemethoden.

Ratgeber zum Thema Brustkrebs und medizinischer Behandlung

Die *Blauen Ratgeber der Deutschen Krebshilfe* informieren allgemein verständlich über verschiedene Krebsarten, deren Früherkennung, Diagnose und Therapie sowie über die Nachsorge. Darüber hinaus werden übergreifende Themen erläutert, wie Wege zu Sozialleistungen und Hilfen für Angehörige. Sie sind kostenlos zu beziehen unter www.krebshilfe.de.

Ratgeber Partnerschaft

Schindler, L., Hahlweg, K. & Revenstorf, D. (1999). *Partnerschaftsprobleme: Möglichkeiten zur Bewältigung. Ein Handbuch für Paare.* Berlin: Springer.

Schritt 2: Hilfreiche Gedanken und emotionale und praktische partnerschaftliche Unterstützung

Fallbeispiel Frau K. über ihre ersten Reaktionen auf die Diagnose „Brustkrebs"

„Mein Herz schlug bis zum Hals, mir wurde heiß und ich spürte ein Druckgefühl auf der Brust. Das kann doch nicht sein. Ich und Krebs – unmöglich! Ich bin doch immer regelmäßig zu allen Vorsorgeuntersuchungen gegangen. Ich war geschockt und hatte Angst – Angst vor dem Tod, Angst vor Schmerzen, Angst vor dem, was jetzt auf mich zukommt. Außerdem breitete sich eine Hoffnungslosigkeit und Traurigkeit in mir aus mit dem Gedanken: ‚Das war's dann. Das schaff' ich nicht.' Die Tränen liefen und ich zog mich zurück, ich wollte einfach in Ruhe gelassen werden."

2.1 Wie wir auf Stress reagieren

Wenn Sie herausfinden, dass Sie oder eine Ihnen nahe stehende Person an Krebs erkrankt ist, sind Gefühle wie Schock, Traurigkeit, Ungläubigkeit, Angst oder auch Ärger typische Reaktionen. Vielleicht werden Sie auch beobachten, dass Sie sich anders verhalten als sonst, z. B. sich mehr zurückziehen, ruhiger sind oder aber auch mehr weinen oder gereizter reagieren. Vielleicht fallen Ihnen auch bestimmte Dinge schwerer als vorher, z. B. sich zu konzentrieren. Auch körperliche Veränderungen sind häufig. Viele Menschen berichten, weniger oder auch mehr Appetit zu haben, schlechter zu schlafen oder Muskelverspannungen zu erleben. Die folgende Übung soll Ihnen dabei helfen, Ihre eigene Stressantwort auf die Diagnose „Krebs" zu identifizieren.

Übung 5: Ihre eigene Stressreaktion

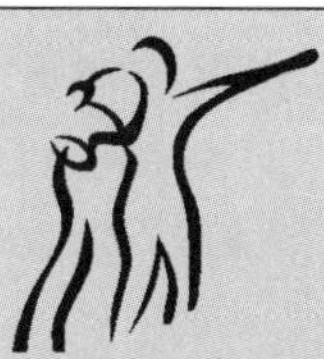

Denken Sie einen Moment über Ihre eigene Reaktion auf z. B. die Diagnosestellung oder die medizinische Behandlung nach.

Nehmen Sie dazu jeder das Arbeitsblatt 5 „Die Stressantwort" (vgl. Seite 49) zur Hand und versuchen Sie die 4 Bereiche – *Gedanken, Gefühle, Verhalten und körperliche Reaktionen* – zu bestimmen. Tragen Sie Ihre eigenen Reaktionen in die entsprechenden Felder ein.

Sie können diese Übung *gemeinsam mit Ihrem Partner* durchführen oder zunächst *jeder für sich*. Falls Sie das Arbeitsblatt zunächst allein bearbeiten, sollten Sie sich im Anschluss mit Ihrem Partner darüber *austauschen*.

Wählen Sie für die Übung eine Situation aus, die mit der Krebserkrankung zusammenhängt, wie z. B. den Zeitpunkt, als Ihnen die Diagnose mitgeteilt wurde oder aber als Ihnen die medizinische Behandlung (z. B. Chemotherapie) vorgeschlagen wurde.

Folgende Fragen helfen Ihnen bei der Identifikation Ihrer eigenen Stressreaktion – beginnen Sie mit den Gedanken.

- Als Sie oder Ihre Frau die Diagnose Krebs erhielten, was ging Ihnen da durch den Kopf? Woran haben Sie *gedacht*? Tragen Sie Ihre Gedanken in das Arbeitsblatt ein.
- Wie haben Sie sich *gefühlt*, als Ihnen mitgeteilt wurde, dass Sie oder Ihre Frau Brustkrebs haben? Waren Sie traurig, verzweifelt, verärgert, hatten Sie Angst? Tragen Sie Ihre Gefühle ein.
- Was haben Sie *getan* nachdem Sie oder Ihre Frau die Diagnose erhalten haben? Haben Sie geweint, sich zurückgezogen? Tragen Sie Ihr Verhalten oder Ihre Handlungen ein.
- Wie hat Ihr *Körper reagiert*? Haben Sie Veränderungen in Ihrem Körper gespürt? Tragen Sie Ihre körperlichen Reaktionen ein. Es kann sein, dass Sie auf körperlicher Ebene keine Reaktionen gespürt haben, dann lassen Sie diesen Bereich aus.

Frau K. füllte das Arbeitsblatt folgendermaßen aus:

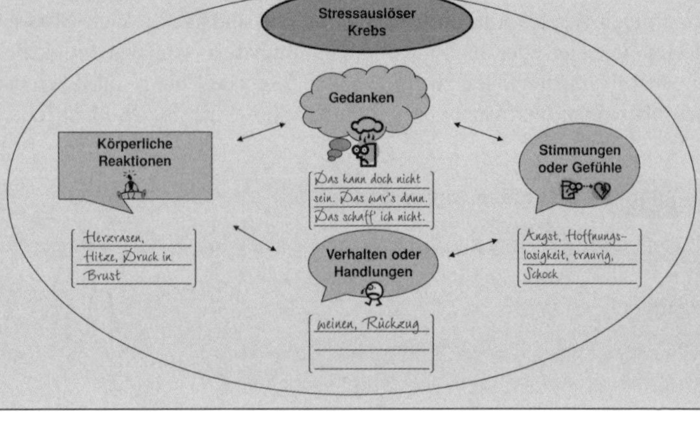

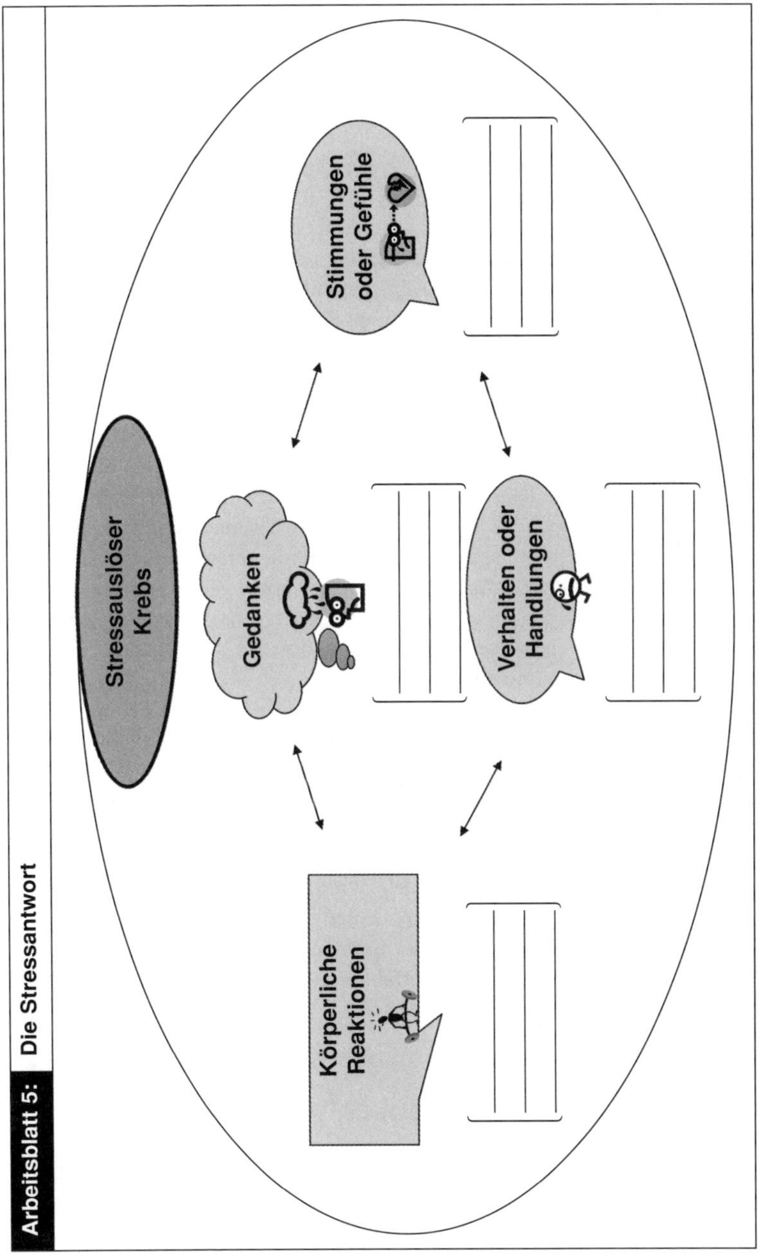
Arbeitsblatt 5: Die Stressantwort
Stressauslöser Krebs
Gedanken
Stimmungen oder Gefühle
Verhalten oder Handlungen
Körperliche Reaktionen

Schauen Sie sich Ihr ausgefülltes Arbeitsblatt „Die Stressantwort“ (vgl. Seite 49) noch einmal genau an. Sehen Sie einen Zusammenhang zwischen den 4 Komponenten der Stressantwort – den Gedanken, Gefühlen, dem Verhalten und den körperlichen Reaktionen? Wenn Ihnen – wie bei Frau K. – der Gedanke „Das schaffe ich nie“ durch den Kopf geht, ist dieser vermutlich eher mit einem negativen Gefühl (z. B. Traurigkeit, Verzweiflung) verbunden und Ihr Verhalten wird möglicherweise eher passiv sein (z. B. Rückzug). Vielleicht spüren Sie auch Anspannung im Körper. Es ist wenig wahrscheinlich, dass Sie sich bei diesem Gedanken glücklich und entspannt fühlen. Anders ist es, wenn Sie sich auf etwas freuen, z. B. einen Urlaub. Dann geht Ihnen vielleicht der Gedanke durch den Kopf: „Das wird schön werden“, und Sie fühlen „Freude“ oder „Glück“. Auf der Ebene des Verhaltens (was Sie *tun*) werden Sie aktiv und planen den Urlaub, z. B. indem Sie einen Reiseführer von Ihrem Urlaubsort kaufen.

In diesem Stressmodell können Sie an jedem der „Räder“ ansetzen, um Ihr Stresserleben zu beeinflussen und damit dazu beizutragen, dass Sie sich als Person aber auch als Paar stabiler und gelassener fühlen. Im ersten Schritt dieses Ratgebers haben Sie bereits *Entspannung* als eine Strategie kennen gelernt, mit der Sie einen Aspekt der Stressreaktion verändern können – nämlich die *körperliche Reaktion*. Im Folgenden lernen Sie Strategien kennen, mit denen Sie Ihre *Gedanken* (Schritt 2 des Ratgebers) und Ihr *Verhalten* (Schritt 3 des Ratgebers) verändern können, um somit Einfluss auf Ihre Gefühle und Stimmung zu nehmen.

Somit lernen Sie Wege kennen, um auf drei Ebenen der Stressreaktion direkt einzuwirken. Die vierte Ebene – die *Gefühle* – sind die einzige Komponente der Stressreaktion, die Sie *nicht direkt* verändern können. Es gibt keinen *„Schalter“*, mit dem Sie Ihre Gefühle an- und ausschalten können. Wenn Sie sich z. B. traurig fühlen und Ihnen jemand sagt: *„Jetzt sei doch nicht traurig“*, wird Ihnen das vermutlich nicht wirklich helfen. Aber Sie haben die Möglichkeit über die anderen Komponenten – insbesondere über die *Gedanken* und das *Verhalten* – Einfluss auf Ihre Gefühle und Stimmungen zu nehmen. Wie das genau funktioniert, erfahren Sie im nächsten Abschnitt und in Schritt 3 dieses Ratgebers.

2.2 Die Macht der Gedanken

Die *Stressantwort* ist Teil der *normalen Reaktion* des menschlichen Körpers auf eine Bedrohung. Sie bereitet uns darauf vor, dass eine schwierige Situation ansteht, die wir bewältigen müssen. Menschen reagieren auf ein und dieselbe

Stresssituation sehr unterschiedlich, da Dinge, die im Leben geschehen, auf unterschiedliche Art und Weise betrachtet werden. Einige Menschen haben bereits unterschiedliche Erfahrungen mit Krebs in ihrem Leben gemacht, die ihnen jetzt vielleicht helfen oder aber auch, die ihnen mehr Angst machen. Eine Person macht sich große Sorgen wegen der medizinischen Behandlung, eine andere macht sich mehr Gedanken darüber, wie sie die Diagnose ihren Freunden mitteilt.

Die Stressantwort ist *normal*. Manche Menschen fühlen sich jedoch sehr stark belastet. Daher ist das Hauptziel des Stressmanagements, das Stressniveau auf einem Level zu halten, auf dem es *kontrollierbar* ist. Um das zu erreichen, ist es wichtig, dass man sich seiner *eigenen Stressreaktion bewusst* ist. Das ist nicht immer einfach, denn meistens wissen wir nicht genau, was wir gerade fühlen oder denken. Das Denken zeichnet uns als Menschen aus, denn die Fähigkeit, Situationen einzuschätzen, zu bewerten oder vorausschauend zu planen, Gefahren zu erkennen oder Strategien zu entwickeln, hilft uns, unser Leben eigenverantwortlich zu gestalten, zu kommunizieren und soziale Beziehungen zu entwickeln. Alle Situationen, die wir erleben, sind mit der persönlichen Bewertung eines Menschen verbunden. Diese Bewertungen können *positiv*, *neutral* oder auch *negativ* sein.

Unsere *Gedanken* sind in belastenden Situationen häufig schnell, automatisch und manchmal nicht rational bzw. *wenig hilfreich* für uns. Wir merken häufig noch nicht einmal, dass wir bestimmte Gedanken gehabt haben und nur selten halten wir inne, um die Art und Weise, wie wir denken, genauer unter die Lupe zu nehmen. Wir nehmen unsere Gedanken als Tatsachen hin, weswegen wir manchmal auch so unter ihnen leiden. Oft erkennen wir auch nicht, dass das, was wir uns in Gedanken selber sagen, die Art und Weise beeinflusst, wie wir fühlen und mit etwas fertig werden. Häufig registrieren wir nur das negative Gefühl, das uns belastet.

Unsere *Gefühle* werden jedoch durch die Art und Weise unseres bewussten oder unbewussten Denkens und Einschätzens, durch unsere verinnerlichten oder spontanen Urteile gesteuert. Das heißt also, dass wir unsere Gefühle durch die Bewertungen und Gedanken, die wir haben, bestimmen. Möchte man ein bestimmtes Gefühl verändern, so kann dies durch eine entsprechende Veränderung der gefühlsbestimmenden Gedanken erreicht werden. Wenn man also unter einer emotionalen Belastung leidet, kann man dies verändern, indem man die Bewertungen ändert, die zu dem Gefühl führen (vgl. Tabelle 1).

Tabelle 1: Beispiel Frau S. und Frau V.

	Frau S.	Frau V.
Situation	Erster Termin für Chemotherapie	
Bewertung/ Gedanken	„Mir wird es so schlecht gehen, dass ich überhaupt nichts mehr machen kann."	„Die ersten Tage wird es mir nicht gut gehen, aber dann wird es besser werden. Die Chemotherapie hilft mir dabei, den Krebs zu bekämpfen."
Gefühle	Angst	Zuversicht
Verhalten	weinen	aktiv Möglichkeiten suchen, die die Zeit der Chemotherapie erleichtern können

Die *Art der Gedanken*, die wir uns machen, ist daher von großer Bedeutung für unser Wohlergehen. Gerade in sehr belastenden Lebensphasen kann es vorkommen, dass Situationen oft wie durch eine „schwarze Brille" wahrgenommen werden (siehe Frau S. im Beispiel in Tabelle 1). Um diese „schwarze Brille" loszuwerden, ist es hilfreich, die Gedanken systematisch zu verfolgen, die uns in belastenden Zeiten durch den Kopf gehen und dann zu untersuchen, ob sie *hilfreich* oder *nicht hilfreich* sind, um den Alltag zu bewältigen. Es geht nicht darum, sich etwas schön zu reden, sondern lediglich auf das zu achten, was man mit Sicherheit weiß und sich damit selber eine Chance zu geben, in das gegenwärtige Chaos Ordnung zu bringen. Oft ist es schwierig, nicht-hilfreiche Gedanken als solche zu identifizieren. Sie gehen meist mit starken Gefühlen einher, die dazu führen, dass wir von der Richtigkeit dieses Gedankens überzeugt sind. Diese Überzeugung hat einen Einfluss auf unser Verhalten und damit auch auf die Schaffung von Situationen, in denen unsere Erfahrungen bestätigt werden. Das folgende Beispiel soll Ihnen diesen Zusammenhang verdeutlichen:

Die Geschichte mit dem Hammer (zitiert nach Watzlawick, 1983, S. 35 ff.)

Ein Mann will ein Bild aufhängen. Den Nagel hat er, nicht aber den Hammer. Der Nachbar hat einen. Also beschließt unser Mann, hinüberzugehen und ihn auszuborgen. Doch da kommt ihm ein Zweifel: Was, wenn der Nachbar mir den Hammer nicht leihen will? Gestern schon grüßte er mich nur so flüchtig. Vielleicht war er in Eile. Aber vielleicht war die Eile nur vorgeschützt, und er hat etwas gegen mich. Und was? Ich habe ihm nichts angetan; der bildet sich da etwas ein. Wenn jemand von mir ein Werkzeug borgen wollte, *ich* gäbe es ihm sofort. Und warum er nicht? Wie kann man einem Mitmenschen einen so einfachen Gefallen abschlagen? Leute wie dieser Kerl vergiften einem das Leben. Und dann bildet er sich noch ein, ich sei auf ihn angewiesen. Bloß weil er einen Hammer hat. Jetzt reicht's mir wirklich. – Und so stürmte er hinüber, läutet, der Nachbar öffnet, doch noch bevor er „Guten Tag" sagen kann, schreit ihn unser Mann an: „Behalten Sie Ihren Hammer, Sie Rüpel!"

Dieses Beispiel beschreibt, wie man sich gedanklich eine Situation so herstellen kann, dass das Verhalten dazu führt, dass die Erwartungen auch erfüllt werden. Es verdeutlicht auch, dass nicht die Situation an sich die Gefühle einer Person beeinflusst, sondern die Art und Weise, wie man eine Situation *interpretiert*.

Übertragen auf eine krebsbezogene Situation, berichtet Frau K. Folgendes:

Fallbeispiel Frau K.

„Bei einer weiteren Untersuchung sollte mir ein Kontrastmittel gespritzt werden. Ich hatte davor ziemlich große Angst, weil ich wusste, dass mein Körper sehr stark auf so was reagieren würde. Die Krankenschwester schloss mich an den Tropf an, durch den das Kontrastmittel in meinen Körper laufen sollte. Sie sagte mir, dass mir von dem Kontrastmittel heiß werden würde und es könnte auch etwas brennen. Dann ließ sie mich allein. Kaum war sie draußen, bemerkte ich, wie mir unheimlich heiß wurde, es durchströmte meinen ganzen Körper und es brannte. Wusste ich doch, dass diese Untersuchung ganz fürchterlich werden würde. Ich hatte große Angst. Nach ein paar Minuten kam der Arzt herein und meinte: „So, nun wollen wir mal das Kontrastmittel spritzen".

Frau K. erlebt in dieser Situation, wie ihre Gedanken und Überzeugungen („Die Untersuchung wird schlimm. Mein Körper wird stark darauf reagieren.") eine Situation beeinflussen können und starke Gefühle („Angst") und auch Körperreaktionen („Hitze und Brennen im Körper") erzeugen können. Das Beispiel zeigt, welche Macht Gedanken haben und wie „sich selbst erfüllende Prophezeiungen" eintreten können.

Häufig ist uns nicht bewusst, was in solchen Situationen passiert. Die Gedanken schießen uns *automatisch* in den Kopf, führen zu einer Reaktion und lösen ein Gefühl aus. Weil aber der Gedanke automatisch in unseren Kopf kommt und häufig gar nicht bewusst wahrgenommen wird, sondern meistens nur *das damit zusammenhängende Gefühl*, wird der Gedanke nicht mehr hinterfragt. Das heißt, wir nehmen an, dass dieser Gedanke eine Tatsache ist. Die folgende Übung soll Ihnen dabei helfen, solche Gedanken aufzuspüren, denn nur so haben Sie die Möglichkeit zu überprüfen, ob diese Gedanken tatsächlich rational bzw. hilfreich sind, oder ob es sich um nicht-hilfreiche Gedanken handelt.

2.2.1 Bewältigende Selbstgespräche

Übung 6: **Bewältigende Selbstgespräche (Teil 1)**

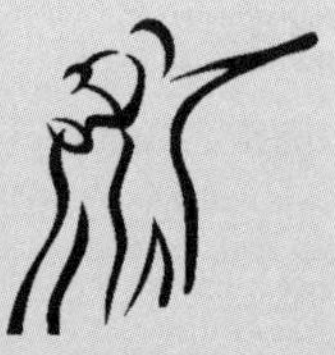

Nehmen Sie das Arbeitsblatt 6 „Bewältigende Selbstgespräche“ (vgl. Seite 57) zur Hand. Sie können dieses Arbeitsblatt *zunächst jeder für sich* ausfüllen.

Denken Sie an eine Situation, in der Sie sich unwohl gefühlt haben, in der Sie vielleicht Angst hatten, traurig waren oder sich niedergeschlagen fühlten.

- Tragen Sie in die *1. Spalte „Situation“* ein, wann die Situation stattfand, wo, mit wem Sie zusammen waren und um was für eine Situation es sich gehandelt hat.
- Überlegen Sie jetzt, welche Gefühle diese Situation bei Ihnen ausgelöst hat und tragen Sie diese in die *2. Spalte „Stimmung/Gefühl“* ein. Schätzen Sie die Stärke des Gefühls auf einer Skala von 1 bis 10 ein, wobei eine 1 für „das Gefühl war nicht vorhanden“ und eine 10 für „das Gefühl war sehr stark vorhanden“ stehen.
- Stellen Sie sich jetzt die Frage: „Was ging/geht mir (gerade) durch den Kopf?“ und versuchen Sie so, Ihren Gedanken auf die Spur zu kommen. Tragen Sie den stärksten Gedanken in die *3. Spalte „Automatische Gedanken/Bilder“* ein. Ihre Gedanken werden Ihnen wahrscheinlich nicht druckreif durch den Kopf gehen, versuchen Sie daher einen Gedanken zu formulieren, der die Situation am besten beschreibt. Manchmal sind es auch Bilder, die Paaren durch den Kopf „geistern“ und sie belästigen, zum Beispiel das Bild von sich selber hilflos und leidend im Bett liegend.

Füllen Sie *zunächst nur die ersten drei Spalten* aus und lesen Sie dann weiter im Ratgeber, bevor Sie sich den beiden letzten Spalten zuwenden.

Das folgende Beispiel illustriert das Vorgehen:

Beispiel Patientin		
1. Situation	**2. Stimmung/ Gefühl**	**3. Automatische Gedanken (Bilder)**
Morgens nach dem Aufwachen, allein im Bett, Mann macht Frühstück	hilflos (9), traurig (9), niedergeschlagen (8)	Ich bin nicht mehr so viel wert, weil ich nichts mehr machen kann — noch nicht einmal mehr das Frühstück!
Beispiel Partner		
1. Situation	**2. Stimmung/ Gefühl**	**3. Automatische Gedanken (Bilder)**
Allein im Büro, vormittags, nachdem meine Frau angerufen und am Telefon geweint hat.	ängstlich (7), traurig (8)	Ich kann meiner Frau nicht helfen. Ich bin kein guter Ehemann.

2.2.2 Gemeinsame Bewältigung nicht-hilfreicher Gedanken

Um gemeinsam Entscheidungen zu treffen oder Probleme zu lösen, ist es wichtig, dass Sie miteinander über diese Dinge sprechen können. Die meisten Paare möchten sich wegen der äußeren Bedrohung durch die Krebserkrankung nahe fühlen. Beide möchten sich sicher sein, dass jemand für sie da ist, dass jemand zuhört, mit dem sie ihre Sorgen und Gefühle teilen können, aber auch die Freude (zum Beispiel über eine gelungene Operation). Ein Teil von dieser gegenseitigen Unterstützung besteht also darin, *einfach da zu sein*, *zuzuhören* und so dem anderen immer wieder zu *zeigen: „Du bist mir wichtig.“* Ein anderer Teil besteht darin, dem Partner dabei zu *helfen*, mit seinen zeitweise eher belastenden Gefühlen, Gedanken und Vorstellungen, ja manchmal sogar Bildern zurechtzukommen.

Wenn Personen gefragt werden, wie sie bestimmte Situationen in ihrem Leben bewältigen, antworten sie normalerweise: *„Ich kann damit gut umgehen“*, oder *„Ich kann damit nicht gut umgehen.“* Die Bewältigung einer Situation ist jedoch *komplexer* und nicht einfach nur *„gut“* oder *„schlecht“*. Zudem passiert es häufig, dass wir die Situationen, mit denen wir effektiv zurechtkommen, ignorieren, und nur den Situationen Aufmerksamkeit schenken, in denen wir das Gefühl haben, Schwierigkeiten zu haben. Sie werden vielleicht auch feststellen, dass jeder von Ihnen die Situation anders bewältigen wird. Sie haben das große Glück, dass Sie sich *als Paar ergänzen* und *von den Stärken des anderen profitieren* können.

Wenn Personen mit stressreichen Situationen konfrontiert werden, verwenden sie gewöhnlich zwei Arten von Bewältigung, die *„emotions*orientierte“ und die *„problem*orientierte“ Bewältigung. Emotionsorientierte Bewältigung liegt vor, wenn die Person versucht, die Gefühle, die sie in einer bestimmten Situation erlebt, zu verändern. Einige Beispiele für emotionsorientierte Bewältigung sind *weinen, scherzen, ablenken von Gedanken, ärgerlich sein, mit jemandem über seine Gefühle reden, Tagträumen, sich sorgen* oder *Alkohol oder Drogen konsumieren.* Die zweite Art der Bewältigung, die problemorientierte, liegt vor, wenn eine Person versucht, die stressreichen Aspekte des Problems zu ändern. Einige Beispiele problemorientierter Bewältigung sind, wenn eine Person versucht *mehr über das Problem zu lernen, nach zusätzlichen Informationen sucht* oder *Unterstützung bei anderen sucht.*

Es gibt nicht *den* besten Weg, um mit dem Stress, der durch Krebs ausgelöst wird, umzugehen. Tatsächlich ist es besser, nicht zu sehr darauf zu vertrauen, immer nur denselben Weg in jeder Situation anzuwenden. Eine Person ist besser auf wechselnde Situationen mit unterschiedlichen Anforderungen vorbereitet, wenn ihr *verschiedene Wege zur Bewältigung*, die sowohl emotions- als auch problemorientiert sind, offen stehen. Zum Beispiel kann Weinen eine sehr hilfreiche und wichtige emotionsorientierte Strategie sein. Sie hilft emotionale Anspannung freizusetzen und zeigt anderen, dass Sie bestürzt sind. Sie fühlen sich wahrscheinlich nach dem Weinen besser. *Kurzfristig* führt Weinen somit dazu, sich ein bisschen besser zu fühlen. Jedoch, stellen Sie sich vor, was Weinen die *ganze Zeit* in *jeder Situation langfristig* bedeutet. Es könnte Sie davon abhalten, anderen verständlich zu machen, was Ihre genauen Bedürfnisse, Gedanken oder Gefühle sind. Sie verpassen die Gelegenheit, neue Wege der Bewältigung zu lernen und möglicherweise Aspekte des Problems verändern zu können. Letztlich werden Sie sich hilflos, gefangen oder permanent überlastet fühlen. Zusätzliche Wege der Bewältigung können helfen, diesen langfristigen Folgen vorzubeugen. Zum Beispiel kann eine Per-

Arbeitsblatt 6: Bewältigende Selbstgespräche

1. Situation	2. Stimmung/Gefühl	3. Automatische Gedanken (Bilder)	4. Bewältigende Gedanken	5. Schätzen Sie die Stimmung erneut ein
Wer? Was? Wo? Wann?	Welches Gefühl? Wie stark? (1–10)*	Was geht mir durch den Kopf? 	Alternative, hilfreiche Gedanken? 	Gefühl aus Spalte 2 von 1–10* Neue Gefühle?

* 1 = nicht vorhanden; 10 = sehr stark

son, anstatt die *ganze* Zeit zu weinen, manchmal problemorientierte Strategien einsetzen. Sie könnten Fragen stellen über die Dinge, die Sie beunruhigen oder verschiedene Möglichkeiten diskutieren.

Wenn bei einer Person Krebs diagnostiziert wird, stellt sie manchmal fest, dass Freunde, Familie, Ärzte und andere Personen genaue Ideen und Vorschläge darüber haben, wie sie oder ihr Partner damit umgehen sollten, was der „beste Weg“ ist. Manchmal empfindet man jedoch Spannungen oder Missverständnisse, weil andere in unterschiedlicher Art und Weise mit der Krebserkrankung umgehen, die nicht den eigenen Wegen entsprechen. Um Kommunikations- und Beziehungsschwierigkeiten in der Partnerschaft oder auch mit Familienangehörigen und Freunden vorzubeugen, ist es wichtig, sich der Bewältigungsstrategien des anderen bewusst zu werden und zu versuchen, sie zu verstehen und zu akzeptieren. Manchmal entdecken und lernen Paare durch diese gegenseitige Unterstützung zusätzliche Wege der Bewältigung.

Sich diese *unterschiedlichen Wege der Bewältigung bewusst* zu *machen*, ist eine Möglichkeit wie Paare sich gegenseitig helfen können, mit dem Stress durch den Krebs umzugehen. Fragen, die dabei helfen können, sind:

- Gibt es Formen der Bewältigung, die ich schwierig finde?
- Welche Arten der Bewältigung habe ich bisher verwendet, wenn ich mit anderen stressreichen Ereignissen in meinem Leben konfrontiert wurde?
- Wie nützlich oder hilfreich fand ich diese Wege der Bewältigung?
- Was sind meine eigenen Bewältigungs-Stärken und -Schwächen?
- Worüber würde ich gerne mehr lernen?

Um mehr über die Bewältigungswege Ihres Partners/Ihrer Partnerin zu lernen, sprechen Sie mit ihm/ihr und stellen Sie ihm/ihr die gleichen Fragen, die Sie sich selber gestellt haben.

Nehmen Sie sich einen Moment Zeit für die folgende Übung.

Übung 7: **Was ich an meinem Partner/meiner Partnerin bewundere**

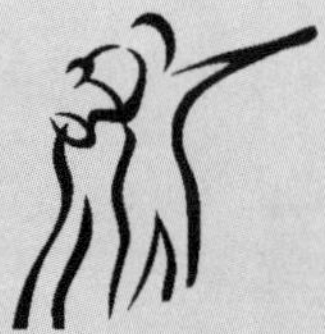

Überlegen Sie, was Sie an Ihrem Partner/Ihrer Partnerin im Umgang mit der Krebserkrankung bewundern oder besonders schätzen wie z.B.: *„Meine Frau geht sehr offen mit der Erkrankung um. Sie kann gut darüber sprechen“*, oder *„Ich kann mich voll und ganz auf meinen Mann verlassen. Er ist immer für mich da. Er übernimmt alle Aufgaben, die ich im Moment nicht ausführen kann“*, und notieren Sie diese Dinge.

Ich schätze oder bewundere an meinem Partner/meiner Partner im Umgang mit der Krebserkrankung, dass er/sie …

____

____

____

____

Anschließend sagen Sie sich gegenseitig, was Sie aufgeschrieben haben. Achten Sie dabei auf die Einhaltung der *Kommunikationsregeln* aus Schritt 1, d. h. sprechen Sie von sich, Ihren Gedanken und Gefühlen und seien Sie konkret. Als Zuhörer seien Sie aufmerksam, fragen Sie nach und fassen Sie zusammen.

Sie haben bei dieser Übung vielleicht festgestellt, dass Sie sich durch *unterschiedliche Bewältigungsstrategien* auszeichnen und davon *gegenseitig profitieren* können. Wenn es Ihnen als Patientin vielleicht momentan schwer fällt, zuversichtlich in die Zukunft zu schauen, Sie aber an Ihrem Partner schätzen, dass er Sie immer wieder auch auf positive Gedanken bringt, dann tut Ihnen das vielleicht gut, d. h. Sie profitieren von der Bewältigungsstrategie Ihres Partners, die Ihnen selber im Moment nicht zur Verfügung steht.

Um festzustellen, wie wirksam die einzelnen Bewältigungsstrategien sind, sollten Sie sich zunächst die *Situation* anschauen, mit der Sie momentan versuchen, fertig zu werden. Passen die Strategien, die Sie einsetzen, zu den Bedürfnissen und Erfordernissen der Situation? Was sind die *kurz- und langfristigen Folgen* der Strategien? Beachten Sie, dass das, was bei einem Typ von belastenden Situationen hilfreich sein kann, bei einem anderen Situationstyp nicht hilfreich sein kann. Das folgende Beispiel soll dies verdeutlichen:

Fallbeispiel Frau K.

Frau K. hat Angst davor, eine Spritze in den Arm zu bekommen. Sie kann damit aber ganz gut umgehen, indem sie einfach vermeidet hinzugucken, wenn die Nadel in den Arm gestochen wird. Sie lenkt sich ab und vermeidet es, darüber nachzudenken, was gerade passiert, indem sie sich z. B. mit der Krankenschwester unterhält. In diesem Fall können die Strategien *„Vermeidung"* und *„Ablenkung"* sehr erfolgreiche Bewältigungsstrategien sein.

Allerdings kann es Situationen geben, in denen Vermeidung oder Ablenkung nicht der ideale Weg sind, um zu versuchen, mit einer Angst auslösenden Situation fertig zu werden. Frau K. hat beispielsweise auch große Angst vor dem nächsten Nachsorgetermin. Wenn sie die gleiche Strategie anwendet wie bei der Angst vor Spritzen – nämlich Vermeidung und Ablenkung – wird sie versuchen, den Termin zu vermeiden und nicht daran zu denken.

Es scheint somit wichtig zu sein, jede Bewältigungsstrategie, die Ihnen zur Verfügung steht, dahingehend zu prüfen, ob Sie *Vor- oder Nachteile* hat bzw. auch welchen *kurzfristigen Nutzen* sie bringt oder ob sie vielleicht – *langfristig* angewendet – eher *Kosten* verursacht. Ob eine Strategie erfolgreich ist oder nicht, hängt somit von der spezifischen Situation ab, in der sie angewendet wird. Wir müssen uns fragen: „Passt die Strategie zu den Anforderungen der Situation und was könnte eine kurzfristige und was eine langfristige Folge dieser Art der Bewältigung sein?"

Nehmen Sie sich einen Augenblick Zeit und gehen Sie gemeinsam das Arbeitsblatt 7 „Vor- und Nachteile verschiedener Bewältigungsstrategien" (vgl. Seite 61) durch. Finden Sie Bewältigungsstrategien wieder, die Sie selber auch anwenden oder bei Ihrem Partner/Ihrer Partnerin beobachten? Sehen Sie sich die Nutzen und Kosten dieser Strategien an und diskutieren Sie diese gemeinsam. Nicht vergessen – wenn Sie sich an die Kommunikationsregeln halten, wird Ihre Diskussion höchstwahrscheinlich harmonischer ablaufen und Sie können die Anwendung der Regeln üben.

Sie haben nun Ihre eigenen Bewältigungsstrategien identifiziert und vielleicht auch festgestellt, dass einige für die gegenwärtige Situation gut geeignet sind und andere vielleicht nicht so gut. Das eigene Bewältigungsrepertoire von Zeit zu Zeit zu überprüfen und zu sehen, ob die Strategien, die Sie verwenden, hilfreich sind, ist auch für den Umgang mit nicht-hilfreichen Gedanken wichtig. Treten solche Gedanken auf und Sie haben nur eine Bewältigungsstrategie zur Verfügung, die nicht hilfreich ist, werden Sie vermutlich schnell merken, dass es Ihnen nicht besser geht, auch wenn die Strategie in anderen Situationen hilfreich war. Haben Sie dagegen mehrere Bewältigungsstrategien zur Verfügung, können Sie diese ausprobieren und es wird höchstwahrscheinlich eine Strategie dabei sein, die Ihr Wohlbefinden verbes-

Arbeitsblatt 7: Vor- und Nachteile verschiedener Bewältigungsstrategien

Bewältigungsstrategie	**Vorteile** (kurzfristig oder bei ausgewogenem Gebrauch)	**Nachteile** (langfristig oder wenn zu häufig verwendet)
• **Humor oder die ganze Zeit scherzen.**	• Hält den Geist aufrecht. • Sie fühlen sich besser. • Erscheint bei anderen positiv.	• Andere wissen nicht, wie Sie sich fühlen oder erkennen nicht, wenn Sie Unterstützung brauchen und nehmen Sie nicht ernst.
• **Alkohol trinken, wenn Sie sich gestresst fühlen.**	• Vermeiden von negativen Gefühlen. • Sich „betäuben".	• Sie lernen nicht, wie Sie mit dem Problem umgehen können und werden es so auch nicht bewältigen. • Gefühle der Depression können zunehmen. • Schlecht für die Gesundheit.
• **Vermeiden über Probleme oder Sorgen nachzudenken.**	• Sie fühlen sich besser, da Sie negative oder belastende Gedanken und Gefühle vermeiden.	• Sie lernen nicht mit den Problemen umzugehen. • Sie können nicht komplett verhindern, über das Problem nachzudenken, so wird es Sie immer weiter beunruhigen.
• **Die ganze Zeit über Probleme und Sorgen reden.**	• Sie fühlen sich danach besser. • Anderen werden Ihre Sorgen und Probleme bewusst.	• Sie lernen keine Wege der Bewältigung und werden sich hilflos fühlen, sich andauernd selber aus der Fassung bringen und vielleicht auch die anderen aufregen.
• **Essen, wenn Sie sich gestresst fühlen.**	• Erleichtert das Spannungs- oder Stressgefühl.	• Sie lernen keine anderen Wege, mit Gefühlen umzugehen. • Gewichtszunahme.
• **Die ganze Zeit weinen.**	• Sie fühlen sich danach besser.	• Sie beginnen sich depressiv und hilflos zu fühlen und versuchen nicht, andere Wege der Problemlösung zu finden.
• **Alle Gefühle und Gedanken für sich behalten.**	• Sie fühlen sich besser, da Sie negative oder belastende Gedanken und Gefühle vermeiden.	• Andere wissen nicht, wie Sie sich fühlen oder was Sie denken und können Sie somit nicht unterstützen. Sie lernen keine neuen Sichtweisen kennen.

Arbeitsblatt 8: Nicht-hilfreiche Gedanken

Panikmache oder Was ist wenn?	Es werden Annahmen über noch nicht eingetretene Ereignisse gemacht oder voreilige Schlüsse gezogen. *„Jetzt, wo ich mit der Bestrahlungstherapie begonnen habe, werde ich auf jeden Fall Nebenwirkungen haben.“*
Übertreiben oder Katastrophisieren	Die Bedeutung von Ereignissen wird überschätzt. *„Wenn ich die Hausarbeit nicht mehr machen kann, geht alles den Bach runter.“*
Verallgemeinerung (einmal = immer)	Eine Regel wird aufgrund einer einzigen Begebenheit aufgestellt und auf andere Situationen übertragen. *„Meine Nachbarin meidet mich, nachdem sie herausgefunden hat, dass ich Krebs habe, deshalb werden mich jetzt alle Menschen meiden.“*
Schuld und Selbstvorwürfe	Die Ursache eines negativen Ereignisses wird bei sich gesucht. *„Ich bin hoffnungslos und dumm, weil mich meine Diagnose (oder die meiner Frau) aus der Fassung bringt. Ich bin so schwach.“*
Für das Ziel unerhebliche Dinge	Einzelheiten und für das gegenwärtige Ziel in Bezug auf die Krebserkrankung unerhebliche Dinge werden überbewertet. *„Ich muss ein perfektes, makelloses Haus haben und all meinen beruflichen und sozialen Verpflichtungen nachkommen, sonst bin ich ein kompletter Versager.“*
Alles-oder-Nichts-Denken	Das Denken vollzieht sich in extremen oder absoluten Begriffen (schwarz – weiß, richtig – falsch). *„Ich muss heute alles erledigen, bevor ich morgen ins Krankenhaus gehe, sonst wird es ein Desaster geben.“*

sert. Wir wollen uns nun wieder diesen *nicht-hilfreichen Gedanken* zuwenden. Bitte nehmen Sie dazu Ihr bereits in den Spalten 1 bis 3 ausgefülltes Arbeitsblatt 6 „Bewältigende Selbstgespräche“ (vgl. Seite 57) zur Hand. Dieses Arbeitsblatt soll Sie dabei unterstützen zu untersuchen, wie Sie denken oder mit sich selbst reden, wenn Sie unter Stress stehen. Gleichzeitig wollen wir so sicherstellen, dass Ihre Selbstgespräche Sie eher dabei *unterstützen*, mit dem Stress umzugehen, als dass sie dazu beitragen, Sie noch mehr zu belasten.

Man hat festgestellt, dass es *typische automatische Gedanken* gibt, die bei Menschen, die sich mit einer Krebserkrankung auseinandersetzen müssen, auftreten. Viele Gedanken sind negativ. Sie sind manchmal falsch, wenig hilfreich und führen zu unangenehmen Gefühlen. Das Arbeitsblatt 8 „Nicht-hilfreiche Gedanken“ (vgl. Seite 62) gibt Ihnen eine Übersicht über einige dieser Gedanken mit jeweils einem Beispiel. Nehmen Sie sich einen Augenblick Zeit und sehen Sie sich das Arbeitsblatt gemeinsam an. Sind Ihnen solche Gedanken auch schon durch den Kopf gegangen? Tauschen Sie sich mit Ihrem Partner/Ihrer Partnerin darüber aus.

Sie haben jetzt sehr viel über *Bewältigung* und die *Macht der Gedanken* erfahren. Wir haben nicht-hilfreiche und hilfreiche Gedanken unterschieden und Sie haben mit Hilfe der *Bewältigenden Selbstgespräche* eine Technik kennen gelernt, die Ihnen dabei hilft, nicht-hilfreiche Gedanken wahrzunehmen und sich zu fragen, ob und inwieweit diese Gedanken der Realität entsprechen. Bewältigende Selbstgespräche verfolgen zudem das Ziel, sich weniger belastet zu fühlen. Diese Technik können Sie auch ohne Einbezug Ihres Partners/Ihrer Partnerin *individuell* verwenden, dennoch ist es meist leichter, wenn Sie zu zweit versuchen, nicht-hilfreiche Gedanken zu hinterfragen. Derjenige von Ihnen, der den negativen Gedanken hat, ist häufig auch emotional aktiviert, d. h. er/sie ist traurig, ängstlich etc. Der andere hat diese Gefühle in dem Moment oft nicht und kann daher „klarer“ denken, d. h. es fällt ihm/ihr leichter, alternative Sichtweisen der Situation zu erkennen. Somit können Sie sich gegenseitig unterstützen und voneinander profitieren.

Sie haben nun typische *Fallen* in unserem Denken kennen gelernt, die im Zusammenhang mit einer stressvollen Situation ausgelöst durch eine Krebsdiagnose auftreten können. Haben Sie einige dieser nicht-hilfreichen Gedanken bei sich identifizieren können? All diese Fehler tragen dazu bei, dass Sie sich belastet fühlen. Um diese nicht-hilfreichen Gedanken verändern zu können und sich besser zu fühlen, ist es wichtig, dass Sie sich Ihre persönlichen *automati-*

Arbeitsblatt 9:	**Leitfaden für bewältigende Selbstgespräche**
Konzentrieren Sie sich auf Positives	„Ich kann mir keine Sorgen über etwas machen, das noch nicht passiert ist oder nie passieren wird. Jetzt geht es mir gut und ich schaue von einem Tag zum nächsten."
Ausgewogene Sicht der Folgen	„Wenn ich nicht in der Lage bin, meinen Haushalt während meiner Genesung zu machen, ist das manchmal frustrierend, aber ich kann damit umgehen."
Bewerten Sie jede Situation für sich	„Ich habe mich in letzter Zeit häufiger müde gefühlt, aber das heißt nicht, dass etwas mit mir nicht stimmt. Wenn ich die Behandlung erst abgeschlossen habe, wird mein Energielevel wieder normal werden."
Reduzieren Sie unnötige Selbstvorwürfe	„Es ist normal, sich belastet zu fühlen und es ist kein Zeichen für Schwäche. Es ist Teil einer normalen Reaktion auf eine solche Nachricht."
Konzentrieren Sie sich auf das Ziel	„Meine erste Priorität ist mir zu helfen, während der Behandlung fit und wohlauf zu bleiben. Wenn ich mich selbst unter Druck setze, bin ich unfair zu mir selbst und riskiere eine langsamere Genesung."

schen Gedankenfallen bewusst machen. Haben Sie vielleicht einen für Sie typischen Gedankenfehler in Ihrem Arbeitsblatt 6 „Bewältigende Selbstgespräche" (vgl. Seite 57) notiert? Denken Sie dazu auch noch einmal an das Modell „Die Stressantwort" (Arbeitsblatt 5, vgl. Seite 49). Wir sind jetzt bei den Gedanken und ihrem Einfluss auf Gefühle, Verhalten und körperliche Reaktionen.

Um die nicht-hilfreichen Gedanken nun zu *verändern*, ist es wichtig, die Situation auf mögliche alternative Gedanken – *hilfreichere Gedanken* – zu überprüfen. Wenn Sie somit Ihren nicht-hilfreichen Gedanken in einen hilfreichen Gedanken verändern, werden Sie sich auch anders fühlen und verhalten, denn es besteht eine *Wechselwirkung* zwischen dem, was wir *denken, fühlen und tun* (siehe Stressmodell).

Im nächsten Schritt geht es also darum, diese meist nicht-hilfreichen Gedanken zu hinterfragen und langfristig durch hilfreichere Gedanken zu ersetzen. Um besser verstehen zu können, wie es aussehen kann, hilfreiche Gedanken zu formulieren und damit die nicht-hilfreichen Gedanken in *bewältigende Selbstgespräche* zu verändern, finden Sie im Arbeitsblatt 9 einen *Leitfaden für hilfreiche Gedanken* (vgl. Seite 64). Lesen Sie sich diesen Leitfaden zusammen durch und fahren Sie dann mit Übung 8 fort.

Übung 8: Bewältigende Selbstgespräche (Teil 2)

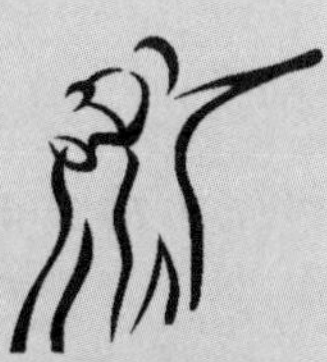

Üben Sie nun gemeinsam mit Ihrem Partner die Entwicklung *alternativer Gedanken*, die *hilfreicher* sind. Sie können dazu Ihre eigenen Gedanken den verschiedenen Kategorien nicht-hilfreicher Gedanken zuordnen (siehe Arbeitsblatt 8, Seite 62). Versuchen Sie anschließend, diese nicht-hilfreichen Gedanken anzuzweifeln, indem Sie sich eine der folgenden *Fragen* stellen:

- Wenn meine beste Freundin oder jemand, der mich liebt, weiß, dass ich diesen Gedanken habe, was würde sie/er mir sagen? Welche Beweise würde sie/er mir geben, die mir helfen würden zu erkennen, dass mein Gedanke nicht 100 %ig wahr ist?
- Habe ich irgendwelche Erfahrungen gemacht, die zeigen, dass dieser Gedanke nicht richtig ist?
- Wenn ich nicht auf diese Weise fühlen würde, würde ich dann über diese Situation anders denken? Wie?
- Wenn ich mich in der Vergangenheit so gefühlt habe, was half mir da, mich besser zu fühlen?
- War ich schon einmal in so einer Situation? Was passierte? Gibt es zwischen dieser und vergangenen Situationen Unterschiede? Was habe ich aus früheren Erfahrungen gelernt, dass mir jetzt helfen könnte?
- Wenn ich in 5 Jahren auf diese Situation zurückblicke, werde ich sie anders sehen? Werde ich mich auf andere Teile meiner Erfahrung konzentrieren?
- Springe ich zu Schlussfolgerungen in Spalte 3, die nicht komplett belegt sind?
- Mache ich mir selbst Vorwürfe für etwas, was ich nicht vollständig kontrollieren kann?

Der nächste Schritt nach der Identifikation der Gedanken ist die *Einschätzung*, wie sehr sich der Gedanke an der Realität orientiert. Was *spricht für* die *Richtigkeit* Ihres Gedankens? Was *spricht dagegen*? Viele Gedanken treten eben nicht in Form von „möglicherweise“ auf, sondern als Fakt. Deshalb sollen sie auch auf ihre „Richtigkeit“ geprüft werden. Versuchen Sie mit Hilfe dieser Fragen und unter Berücksichtigung der gegenwärtigen Umstände sowie des gegenwärtigen Wissensstands die 4. Spalte des Arbeitsblattes zu füllen. Versuchen Sie sich bei der Suche nach hilfreicheren Gedanken auch gegenseitig als Paar zu unterstützen.

Schätzen Sie zum Abschluss *erneut Ihre Gefühle* in Spalte 5 ein. Sind noch die gleichen Gefühle wie in der 2. Spalte vorhanden? Haben sie sich in ihrer Intensität verändert? Sind vielleicht auch neue Gefühle dazu gekommen?

Um das Vorgehen zu verdeutlichen, sehen wir uns noch einmal die Beispiele an.

Beispiel Patientin:

1. Situation	2. Stimmung/ Gefühl	3. Automatische Gedanken (Bilder)	4. Bewältigende Gedanken	5. Stimmung/ Gefühl
Morgens nach dem Aufwachen, allein im Bett, Mann macht Frühstück	hilflos (9), traurig (9), niedergeschlagen (8)	Ich bin nicht mehr so viel wert, weil ich nichts mehr selber machen kann – noch nicht einmal mehr das Frühstück. Selbstvorwürfe	Es ist in Ordnung, wenn ich mich während der Chemotherapie mehr schone als sonst und meinen Mann bitte, Aufgaben für mich zu übernehmen. Das hat nichts mit meinem Wert als Person zu tun.	hilflos (3), traurig (3), niedergeschlagen (2), zuversichtlich (7)

Beispiel Partner:

1. Situation	2. Stimmung/ Gefühl	3. Automatische Gedanken (Bilder)	4. Bewältigende Gedanken	5. Stimmung/ Gefühl
Allein im Büro, vormittags, nachdem meine Frau angerufen hat und am Telefon geweint hat.	ängstlich (7), traurig (8)	Ich kann meiner Frau nicht helfen. Ich bin kein guter Ehemann. Selbstvorwürfe	Es ist normal, wenn ich mich belastet und manchmal hilflos fühle und kein Zeichen von Schwäche. Ich unterstütze meine Frau, indem ich für sie da bin. Das heißt nicht, dass ich auf alle Fragen auch eine Antwort oder Lösung parat haben muss.	ängstlich (1), traurig (2), erleichtert (8)

> Suchen Sie nun gemeinsam mit Ihrem Mann/Ihrer Frau nach alternativen Gedanken. Lassen Sie sich dabei *Zeit* und seien Sie möglichst *konkret* bei der Formulierung. Phrasen wie „Ist doch alles halb so schlimm“ oder „Das wird schon wieder“ sind häufig zu oberflächlich und reichen nicht aus, den negativen, nicht-hilfreichen Gedanken zu vertreiben.

Wir möchten nun eine weitere Variante der partnerschaftlichen Stressbewältigung vorstellen, deren Kernfertigkeit die unterstützende Kommunikation darstellt. Falls Sie sich an dieser Stelle des Ratgebers etwas erschöpft fühlen und Sie die bisherigen Inhalte aus Sitzung 2 angestrengt haben, eignet sich diese Stelle gut für eine Pause, bevor Sie dann später oder an einem anderen Tag mit dem Kapitel „Unterstützende Gespräche“ fortfahren.

2.2.3 Unterstützende Gespräche

Menschen unterscheiden sich darin, wie wichtig ihnen *emotionale Unterstützung* (z. B. „Ich verstehe, dass du traurig bist.“) ist, besonders im Vergleich zu anderen Formen der Unterstützung, wie zum Beispiel pragmatischer oder *problembezogener* (z. B. „Ich wasche heute ab.“). Während manche Menschen es vielleicht vorziehen, dass der Partner z. B. mehr im Haushalt mithilft und die Organisation der Transporte der Kinder zu Terminen gestaltet (*praktische Unterstützung*), ist dies anderen weniger wichtig. Anderen ist es viel wichtiger, dass der Partner zuhört, wenn sie Sorgen haben oder manchmal auch einfach im Vorbeigehen über den Rücken streichelt als Signal von „Ich bin hier“.

Jeder Partner ist dafür verantwortlich, dem anderen mitzuteilen, welche Art der Unterstützung er sich wünscht und vor allem wann. Dies kann auch das direkte Anfordern einer solchen Unterstützung beinhalten (z. B. „Ich brauche dich jetzt.“). Viele Paare hoffen, dass der andere einfach *weiß*, wann er welche Unterstützung geben soll. Diese Art des *Hellsehens* ist aber unmöglich und beide Partner sind deutlich zufriedener, wenn sie ihre Wünsche kommunizieren können. Für den unterstützenden Partner ist es leichter, die erkrankte Partnerin zu unterstützen, wenn er weiß, was seine Partnerin sich wünscht und was ihr gut tut. Stress, der nonverbal, d. h. nur durch z. B. Körperhaltung, Gestik oder Mimik ausgedrückt wird, ist für den anderen sehr schwierig zu erkennen. Bei Paaren, die ihren Stress nicht über Gespräche, sondern über Gestik/Mimik (also nonverbal) ausdrücken, ist die Wahrscheinlichkeit, dass der andere Partner die Stresssignale richtig erkennt und angemessen darauf reagiert, sehr gering – unabhängig davon, ob die Paare in ihrer Partnerschaft zufrieden oder unzufrieden sind. Häufig steckt auch die problematische Erwartung dahinter, dass *„der andere schon wissen müsse, wie es einem geht, wenn er einen lieben würde"*. Dies ist ein sehr kritischer Trugschluss. Wollen Sie Unterstützung von Ihrem Partner/Ihrer Partnerin, müssen Sie ihm/ihr klar und unmissverständlich mitteilen, was sie beschäftigt. Versuchen Sie Ihren Stress so mitzuteilen, dass der andere eine Chance hat, ihn zu verstehen und darauf angemessen zu reagieren. Nutzen Sie daher die *Gesprächsregeln*, damit Sie Ihre Partnerin/Ihren Partner richtig verstehen und unterstützen können.

Im nächsten Schritt geht es darum, einen Weg kennen zu lernen, den eigenen Stress zu kommunizieren und dabei in die *Tiefe* zu gehen, d. h., die eigenen Überzeugungen überhaupt erst einmal wahrzunehmen und ausdrücken zu können, um somit dem Partner/der Partnerin auch die Möglichkeit zu geben, Unterstützung auf der Ebene anzubieten, die der andere Partner in solchen Momenten unter Umständen am meisten braucht.

2.3 Mit dem Partner über seinen Stress reden

Partner können sich in der Wahrnehmung von Stress sehr stark unterscheiden. Dementsprechend kann der eine Partner den Stress und das Stresserleben des anderen auch *nicht vorhersehen* (hellsehen). Um dem anderen hilfreiche Unterstützung geben zu können, ist es somit wichtig, das Stresserleben des anderen nachfühlen zu können, was nicht bedeutet, dass der Partner *genauso* empfinden muss.

Fallbeispiel Ehepaar K. über den Umgang mit der Narbe an der Brust

Frau K.: „In den Spiegel gucke ich nur, wenn es sein muss. Meine Brust sieht hässlich aus. Die Narbe ist so groß und wulstig. Das will ich gar nicht sehen und den Anblick auch keinem zumuten. Deswegen versuche ich, die Brust immer zu verdecken – am besten Tag und Nacht."

Herr K.: „Mich stört das nicht weiter. Meine Frau zieht immer ein Hemdchen drüber und das klappt doch ganz gut so. Das wird schon alles werden."

Beide sind mit der praktischen Lösung (scheinbar) zufrieden. Herr K. hat als Unterstützung für seine Frau Einverständnis über die Vorgehensweise, die operierte Brust aus dem gemeinsamen und einzelnen Leben auszugrenzen, gewählt. Auffallend ist, dass Frau K. keine Äußerungen über ihre *Gefühle* macht. Wie ist das eigentlich für sie, die Brust immer abzudecken? Welche Gefühle sind damit verbunden? Außerdem stellt sie Vermutungen über die Gedanken anderer (ihres Mannes) an. Der Gedanke *„Das will ich gar nicht sehen und den Anblick auch keinem zumuten"* impliziert, dass sie davon ausgeht, dass andere (ihr Mann) die Brust ebenso hässlich findet, wie sie selbst. Sie bleibt bei ihrer Schilderung sehr auf der problemorientierten Ebene, obwohl es den Anschein hat, dass mit diesem Thema auch viele Emotionen verbunden sind, die aber noch unter der Oberfläche liegen. Es fällt Frau K. schwer, diese Gefühle ihrem Partner mitzuteilen. Dies kann zwei Gründe haben – entweder ist sie sich ihrer Gefühle noch nicht bewusst oder sie hält ihre Gefühle bewusst zurück. Das Problem für den unterstützenden Partner ist dabei, dass es schwer ist, eine andere Unterstützung zu geben, als die, die Herr K. gewählt hat, da er ja nicht wissen kann, was in seiner Frau vorgeht.

Das Gespräch zwischen den beiden ist somit noch nicht *in die Tiefe gegangen*. Mit „in die Tiefe gehen" ist hier gemeint, dass bei Frau K. die Gefühle, die hinter dem Gedanken stehen, noch nicht so deutlich geworden sind, dass sie auch von ihrem Mann *gespürt* werden können (*emotionale Aktivierung*). Allerdings wird nur so ermöglicht, dass der Partner eine emotional unterstützende Funktion wahrnehmen kann. Wenn es nicht zu einer emotionalen Aktivierung bei beiden Partnern kommt, dann ist es auch schwieriger für den Partner, angemessene Unterstützung zu zeigen. Ein Weg, um diese emotionale Aktivierung zu erreichen und angemessen unterstützen zu können, ist die sog. *Trichtermethode*, die Sie im Folgenden kennen lernen.

2.3.1 Dem Stress auf den Grund gehen: Die Trichtermethode

Die Trichtermethode kann Ihnen dabei helfen, die oft nur oberflächlich oder diffus beschriebenen Stresserlebnisse Ihres Partners/Ihrer Partnerin gemeinsam als Paar zu ordnen, gefühlsmäßig und rational nachvollziehbar zu machen und thematisch zu vertiefen. Das Ziel besteht darin:

- den Partner/die Partnerin *besser verstehen* zu können und damit in den Stressreaktionen besser *wertschätzen* und *akzeptieren* zu können sowie
- dem Partner/der Partnerin durch das verbesserte Verständnis *optimale Unterstützung* bieten zu können.

Abbildung 3 verdeutlicht die Trichtermethode. Auf der Oberfläche des Trichters finden sich stressauslösende, eher *oberflächliche Themen*. Im Beispiel von Frau K. wäre hier der Anblick der Narbe zu nennen. Taucht man dann im Trichter eine Ebene tiefer, erfolgt die *sachliche Beschreibung* und *inhaltliche Details* der Situation (Frau K. *„In den Spiegel gucke ich nur, wenn es sein muss. Meine Brust sieht hässlich aus. Die Narbe ist so groß und wulstig. Das will ich gar nicht sehen und den Anblick auch keinem zumuten. Deswegen versuche ich, die Brust immer zu verdecken – am besten Tag und Nacht.“*). Jetzt ist es wichtig, eine Ebene tiefer zu gelangen, nämlich zu den *Gefühlen*, die dem zugrunde liegen und – noch eine Ebene tiefer – den *zentralen Themen*. Das „Tauchen“ auf diese Ebene verhalf Frau K. zu erkennen, wie minderwertig sie sich vorkam (*zentrales Thema*), wenn sie die Brust verbarg und wie entstellt und beschämt sie sich fühlte (*Emotionen*). Als Herr K. nun merkte, wie nahe das Problem seiner Frau ging und ihm deutlich wurde, dass sein vorheriges Verhalten (ungewollt) mit dazu beitrug, diese furchtbaren Gefühle bei seiner Frau zu festigen, war er in der Lage, darauf mit angemessener emotionaler Unterstützung zu reagieren, wie z. B. sie in den Arm zu nehmen, zu trösten, den Verlust der Brust anzuerkennen usw.

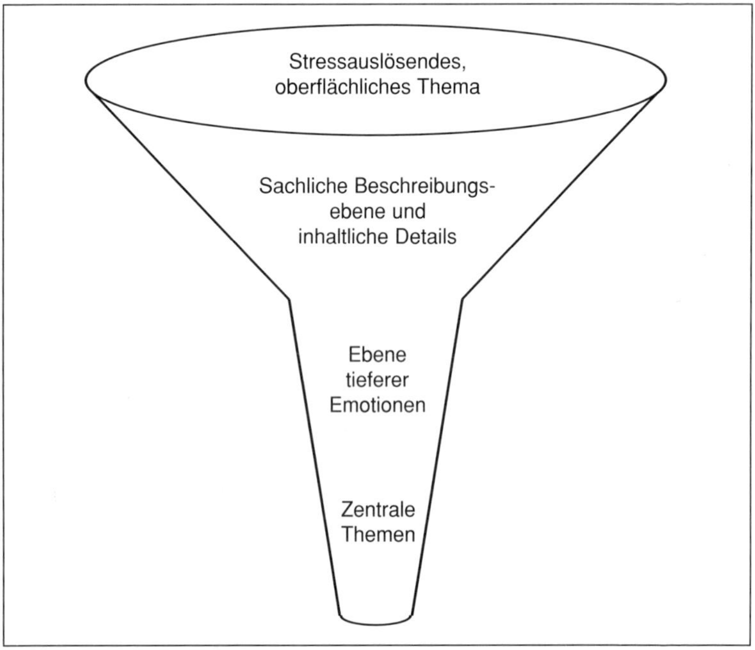

Abbildung 3: Darstellung der Trichtermethode (modifiziert nach Bodenmann, 2004)

Anhand konkreter Stresssituationen können Sie sich somit schrittweise in die Tiefe vorarbeiten. Dabei gelten die gleichen *Regeln* für den *Sprecher* und den *Zuhörer*, die Sie schon im ersten Schritt dieses Ratgebers kennen gelernt haben. Allerdings hat der Sprecher diesmal die Aufgabe, ausdrücklich auf die Herausarbeitung der Bedeutung der Situation zu achten („Weshalb ist diese Situation so belastend für mich?“). Der Zuhörer kann dem Sprecher helfen, indem er offene Fragen stellt, z. B.: *„Wie war das denn für dich in dieser Situation?“*, *„Wie ging es dir dabei?“*

Das Tauchen in die Tiefe ist nicht einfach, denn manchmal sind Sie sich vielleicht Ihrer Gefühle auf den ersten Blick nicht bewusst. Daher kann es sein, dass es Ihnen sehr nahe geht, wenn Sie Ihre Emotionen genauer ergründen. Wenn Sie von Ihren Gefühlen sprechen, *öffnen* Sie sich gegenüber Ihrem Partner. Sie geben viel von sich preis. Dafür ist ein *schützender Rahmen* notwendig, d. h. das Wissen, dass Ihre Selbstöffnung von Ihrem Partner nicht missbraucht oder missbilligt wird und zu Verletzungen oder Bestrafungen führt. Um diesen Rahmen aufzubauen, ist es wichtig, dass Sie sich an die Kommunikationsregeln halten und das Tauchen anhand der *3-Phasen-Methode* durchführen. Wenn Sie mit Ihrer Partnerschaft sehr unzufrieden sind und es Ihnen schon in der ersten Sitzung schwer fiel, ohne Vorwürfe miteinander zu reden, dann sollten Sie diese Methode nicht ohne therapeutische Anleitung durchführen. Bleiben Sie dann besser dabei, immer wieder den Einsatz der Gesprächsregeln in Ihren Gesprächen zu üben. Denn nur wenn Sie diese beherrschen, können Sie gemeinsam „tauchen“.

2.3.2 Dem Gespräch Struktur geben: Die 3-Phasen-Methode

Es wird davon ausgegangen, dass man sich nur angemessen und passend unterstützen kann, wenn ein Partner nachvollziehen kann, was beim anderen abläuft, welche Gedanken, Gefühle und Muster vorliegen und weshalb eine Stresssituation als dermaßen belastend empfunden wurde. Die 3-Phasen-Methode ist eine Möglichkeit, um Einblicke in die *inneren Vorgänge* des anderen zu bekommen und somit *angemessen* auf Belastungen des anderen reagieren zu können. Tabelle 2 verdeutlicht das Vorgehen.

In Phase 1 schildert der Sprecher die in der Stresssituation erlebten Gefühle und Gedanken. Der Zuhörer hört aktiv zu (Blickkontakt, Nicken, „aha“, „hmmh“), fasst zusammen und stellt offene Fragen (z. B. *„Wie hast du dich da gefühlt?“* oder *„Woran hast du gedacht?“*). Wichtig ist, dass der Zuhörer

Tabelle 2: Vorgehen bei der 3-Phasen-Methode (modifiziert nach Bodenmann, 2004)

1. Phase (ca. 30 Minuten)	**2. Phase (ca. 10 Minuten)**	**3. Phase (ca. 5 Minuten)**
Der eine Partner teilt dem anderen seinen Stress mit (Trichtermethode)	*Der andere Partner gibt Unterstützung*	*Der erste Partner gibt dem unterstützenden Partner Rückmeldung*
Berichten Sie von einer Stresssituation, die sich kürzlich ereignet hat und a) gefühlsmäßig nachklingt, b) nichts mit Ihrem Partner zu tun hat. *Regeln für den Sprecher:* • Mein Erleben • Konkretheit • Welche Bedeutung *Regeln für den Zuhörenden:* • Aktives Zuhören, Raum geben • Zusammenfassen • Offenes Nachfragen	Achten Sie darauf, dass die Unterstützung den Bedürfnissen und der Tiefe der Stressäußerung Ihres Partners angepasst ist. Wichtig ist primär Verständnis und das Bemühen um Verstehen. Die Unterstützung soll positiv und ehrlich erfolgen. Keine besserwisserischen Ratschläge geben!	Geben Sie Ihrem Partner Rückmeldung ... wie zufrieden Sie mit seiner Unterstützung waren. ... wie wirksam für Sie diese Unterstützung für die Bewältigung des Problems war. ... was Sie sich zusätzlich gewünscht hätten. Melden Sie ihm auch zurück, was wertvoll und hilfreich war.

noch *keine Unterstützung* gibt wie z. B.: *„Das ist doch nicht so schlimm"*, *„Das machen wir schon"*, oder *„Nimm dir das nicht so zu Herzen."* Dies führt dazu, dass sich der Sprecher noch nicht verstanden und mit seinen Problemen alleingelassen fühlt. Lassen Sie sich also genügend Zeit, um gemeinsam im Trichter zu tauchen. Denken Sie daran, es ist nicht immer einfach, zu den tiefer liegenden Emotionen und zugrunde liegenden Themen zu gelangen. Haben Sie Geduld mit sich und Ihrem Partner/Ihrer Partnerin.

Die Unterstützung durch den Zuhörer erfolgt erst in der *Phase 2*. Sie kann problem- oder emotionsbezogen sein. Tabelle 3 gibt einige Beispiele für problem- und emotionsbezogene Unterstützung.

Tabelle 3: Beispiele problem- und emotionsbezogener Unterstützung (modifiziert nach Bodenmann, 2004)

Problembezogen	Emotionsbezogen
• Ratschläge • Mithilfe bei der Ausführung von Tätigkeiten und Aufgaben • Informationssuche und -weitergabe • Mithilfe bei der Analyse von Problemen • Ermöglichung von Freiräumen für den Partner (z. B. durch Übernahme von Aufgaben) • Entlastung des Partners (z. B. durch Anstellung einer Haushaltshilfe) • Materielle Unterstützung	• Wertschätzung, Verständnis • Interesse für Stress des Partners • Mithilfe zur Umbewertung einer Situation („Bewältigende Selbstgespräche“) • Mithilfe zur Gefühlsberuhigung • Solidarisierung mit dem Partner • Glaube an den Partner und seine Fähigkeiten und Kompetenzen • dem Partner Mut machen • zärtliche Umarmung und Körperkontakt • Massagen und Entspannung

In *Phase 3* gibt der Sprecher dem Partner Rückmeldung über die erhaltende Unterstützung. Teilen Sie als Sprecher Ihrem Partner mit, wie zufrieden stellend und wie wirksam die Unterstützung für Sie war. Hätten Sie sich noch zusätzlich etwas von Ihrem Partner gewünscht?

Versuchen Sie nun ein Gespräch nach der 3-Phasen-Methode zu üben. Eine genaue Erklärung der Übung finden Sie im Kapitel 2.5.

2.4 Zusammenfassung Schritt 2

Im *zweiten* Schritt dieses Ratgebers haben Sie

- die Hauptbestandteile Ihrer *Stressreaktion* identifiziert,
- den Zusammenhang zwischen *Gedanken, Gefühlen, Verhalten* und *körperlichen Reaktionen* kennen gelernt,
- *nicht-hilfreiche* und *hilfreiche* Gedanken zu unterscheiden gelernt,
- Stärken und Schwächen in Ihrem eigenen *Bewältigungsrepertoire* identifiziert,
- *„Bewältigende Selbstgespräche“* als Methode ausprobiert, mit der Sie Ihre eigenen nicht-hilfreichen Gedanken oder auch Denkfehler in hilfreiche Gedanken umwandeln können, mit dem Ziel die eigene Belastung zu reduzieren und sich dabei gegenseitig als Paar zu unterstützen,

- gelernt, Ihren eigenen Stress und die zugrunde liegenden Gefühle mit Hilfe der *Trichter-* und *3-Phasen-Methode* Ihrem Partner mitzuteilen,
- bestimmte und wiederkehrende *zentrale Themen* bei sich selbst und bei Ihrem Partner identifiziert sowie
- gelernt, angemessene Unterstützung – *emotions- oder problemorientiert* – geben zu können, wenn der Partner Stress kommuniziert.

Nachdem wir uns nun intensiv mit den Gedanken beschäftigt haben, wird es im nächsten Schritt dieses Ratgebers um das Verhalten gehen.

2.5 Übungen

Ihre Fertigkeiten und Ihr Wissen können Sie nun im Übungsteil vertiefen bzw. üben. Diese Übungen sollen Ihnen helfen, das, was Sie gelesen haben, auch auszuprobieren.

Übung 9: Bewältigende Selbstgespräche

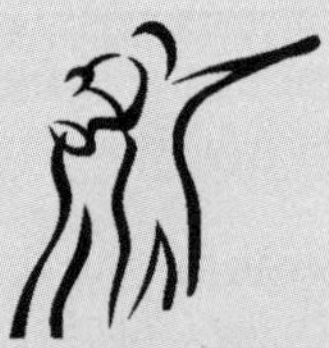

- Bitte füllen Sie *jeder* für sich die Spalten des Arbeitsblatts 6 „Bewältigende Selbstgespräche“ auf Seite 57 für eine für Sie belastende Situation aus.
- Versuchen Sie typische *Gedankenfehler* bei sich zu identifizieren (vgl. Arbeitsblatt 8 auf Seite 62).
- Unterstützen Sie sich gegenseitig bei der *Suche nach alternativen, hilfreichen Gedanken.*

Übung 10: 3-Phasen-Methode

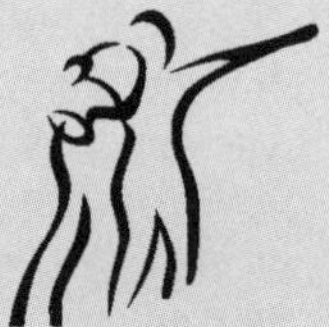

Üben Sie gemeinsam mit Hilfe der *„3-Phasen-Methode“* auf Seite 72 Ihre Gedanken und Gefühle zu erforschen bzw. gemeinsam zu *„tauchen“* und sich gegenseitig zu unterstützen.

Setzen Sie sich dazu *gegenüber*, damit Sie sich während des Gesprächs auch ansehen können. Die *Kommunikationsregeln* (Seite 23 und 28) können Sie als „Spickzettel“ verwenden. Bestimmen Sie, wer zuerst Sprecher und wer Zuhörer ist. Verwenden Sie ein *Thema*, dass noch *aktuell* ist und bei dem Sie *immer noch Stress* verspüren, d. h. sich ärgern oder traurig etc. sind. Achten Sie darauf, dass das *Thema nichts mit Ihrem Partner/Ihrer Partnerin oder der Partnerschaft zu tun hat*, d. h. es sollte kein Konfliktthema zwischen Ihnen sein.

Gehen Sie nach den 3-Phasen (vgl. Tabelle 2 auf Seite 72) vor:

- *Phase 1:* Arbeiten Sie als Sprecher möglichst genau und plastisch heraus, weshalb Sie die Situation so gestresst hat. Was ging in Ihnen vor? Wie fühlten Sie sich? Welche Gedanken gingen Ihnen durch den Kopf? Lassen Sie sich hierfür ausreichend Zeit. Als Zuhörer fassen Sie nur zusammen oder stellen Sie offene Fragen. Geben Sie noch keine Hilfestellung oder bieten Sie noch keine Lösungsmöglichkeiten an.
- *Phase 2:* Jetzt dürfen Sie als Zuhörer auf den Stress des Partners unterstützend eingehen. Achten Sie dabei darauf, dass Sie möglichst emotional auf emotionsbezogenen Stress eingehen. Was könnte Ihrem Partner/Ihrer Partnerin jetzt gut tun? Was könnte ihn/sie beruhigen? Was könnten Sie tun, damit sich der andere sicherer fühlt, sich entspannen kann oder Mut schöpft? Sie können die Unterstützung sowohl verbal als auch nonverbal (z. B. streicheln, in den Arm nehmen) geben. Wichtig ist, dass Sie eine wohlwollende, nicht kritisierende Atmosphäre schaffen und engagiert sind.
- *Phase 3:* Als Sprecher haben Sie jetzt die Möglichkeit dem Zuhörer, der Ihnen gerade Unterstützung gegeben hat, zurückzumelden, wie die Unterstützung war. Wie zufriedenstellend und wie wirksam haben Sie die Unterstützung erlebt? Gibt es etwas, was Sie sich zusätzlich gewünscht hätten?

Wechseln Sie anschließend die *Rollen*, derjenige, der eben gesprochen hat, ist nun Zuhörer und andersherum.

Die Übung wird in diesem Ratgeber als explizite Übungsaufforderung nur in Schritt 2 gegeben. Sie sollten jedoch versuchen, diese Übung *häufiger* durchzuführen, da einmaliges Üben meist nicht ausreichend für eine Veränderung ist. Nutzen Sie daher Gelegenheiten, wenn Sie sich z. B. sowieso miteinander unterhalten oder aber Sie Ihrem Partner/Ihrer Partnerin unbedingt etwas Wichtiges mitteilen möchten, die 3 Phasen zu berücksichtigen.

Übung 11: Praktische Unterstützung

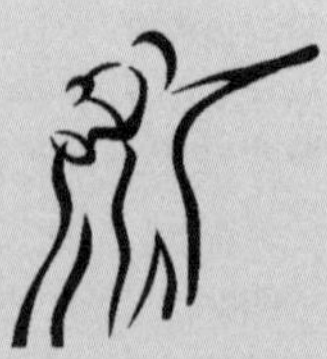

Nehmen Sie sich die „Füreinander-Liste“ (Arbeitsblatt 1 und 2 auf Seite 32 und 33) aus Schritt 1 und wählen Sie erneut Dinge aus, die Sie sich von Ihrem Partner/Ihrer Partnerin wünschen. Patientinnen dürfen sich bis zu 5 Dinge aussuchen, Partner bis zu 2. Sie können sich die gleichen Dinge wünschen, wie bereits in Schritt 1. Es kann aber auch sein, dass sich Ihre Bedürfnisse verändert haben und Sie sich etwas Neues aussuchen möchten:

- Führen Sie die unterstützenden Verhaltensweisen aus, die Sie sich aus der „Füreinander-Liste“ ausgesucht haben.
- Geben Sie Ihrem Partner/Ihrer Partnerin Rückmeldung für jede unterstützende Verhaltensweise, ob sie hilfreich war oder nicht.

Übung 12: Entspannung

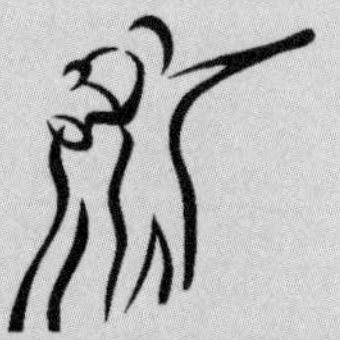

Üben Sie z. B. mit Hilfe von Entspannungs-CDs Ihre *Entspannungsübung* als Paar oder auch allein.

- Beachten Sie dazu auch die Tipps zur Entspannung auf Seite 35.
- Führen Sie Ihr Entspannungstagebuch (Arbeitsblatt 3 auf Seite 36).
- Loben und ermutigen Sie sich gegenseitig fürs Üben.
- Denken Sie daran, das Erlernen von Entspannung benötigt Zeit und Übung.

2.6 Weiterführende Literatur

Bodenmann, G. (2006). *Stress und Partnerschaft. Gemeinsam den Alltag bewältigen.* Bern: Huber.

Bodenmann, G. (2005). *Beziehungskrisen. erkennen, verstehen und bewältigen.* Bern: Huber.

Schritt 3: Rückkehr in den Alltag

3.1 Wieder aktiv werden

Belastende Situationen im Leben – wie z. B. eine Krebserkrankung – führen häufig zu einer *Unterbrechung* des normalen Alltags. Die medizinische Behandlung erfordert viel Zeit und Aufmerksamkeit. Außerdem fühlt man sich häufig körperlich nicht so fit, so dass viele Aktivitäten, die man vor der Diagnose gemacht hat und die als lohnend und angenehm empfunden werden, unterbrochen werden müssen. Häufig werden diese Aktivitäten jedoch in der Genesungsphase nicht wieder aufgenommen. Das heißt, sie fallen oft ganz weg, obwohl das ursprünglich nicht beabsichtigt war.

Dies trifft oft auch für die Partner der Patientinnen zu. In der Genesungsphase kehren sie mitunter nicht wieder zu ihren früheren Aktivitäten zurück. Manche entscheiden sich auch dafür, die Zeit, die sie in der Vergangenheit für diese Aktivitäten verwendet haben, mit anderen – neuen – Dingen ausfüllen. Einige Partner berichten, das Gefühl zu haben, unfair zu sein und ihre Partnerin nicht im Stich lassen zu wollen, wenn sie ihr Hobby weiter verfolgen oder auch einmal alleine weggehen.

Wenn Sie noch einmal an das Stressmodell (Seite 49) aus Schritt 2 denken, werden Sie feststellen, dass das Planen *lohnender und angenehmer Aktivitäten* jedoch eine wichtige *Strategie zur Bewältigung von Stress* auf der *Verhaltensebene* ist. Es führt zudem dazu, emotionale Stabilität wieder zu erlangen und die *Lebensqualität* zu verbessern. Denn angenehme Aktivitäten führen dazu, dass die *Stimmung steigt* und man sich *besser fühlt*. Dinge zu tun, die Spaß machen, ermutigen dazu, *hilfreicher zu denken* und auch das führt dazu, sich besser zu fühlen und besserer Stimmung zu sein. Oft ist es aber gar nicht so einfach, angenehme Aktivitäten zu finden, weil man keine Ideen hat oder nur solche Aktivitäten im Kopf, die eigentlich nicht in Frage kommen.

Bei den Aktivitäten kann es sich um Dinge handeln, die Sie gerne zu *zweit* oder als *Familie* machen, aber auch Dinge, die Sie *alleine* machen – jeder für sich. Es können sowohl Aktivitäten sein, die Sie schon früher gemacht haben, oder aber Dinge, die Sie neu in Ihr Leben aufnehmen möchten. Insbesondere körperliche Übungen sind eine gute Form der Spannungsbefreiung. Ein ideales Übungsprogramm, besonders für jemanden, der sich von einer (Brustkrebs-)Erkrankung erholt, ist z. B. ein *Walking-Programm*. Achten Sie darauf, sich langsam zu steigern, denn Ihre körperliche Aktivität sollte auch an Ihren körperlichen Zustand angepasst sein. Oft ist die Bewegungsfreiheit des Armes der operierten Seite bei Brustkrebspatientinnen noch längere Zeit nach der OP eingeschränkt. Schweres Heben oder Tragen von Hanteln etc. sind daher keine empfehlenswerten körperlichen Übungen zu diesem Zeitpunkt. Im Zweifelsfall sollten Sie das Übungsprogramm mit den behandelnden Ärzten absprechen.

Nehmen Sie sich jetzt einen Moment Zeit für die folgende *Übung*. Wir haben für Sie eine Liste zusammengestellt, die Ihnen helfen soll, für sich neue Wege zu finden und angenehme und angemessene Aktivitäten durchzuführen. Diese Aktivitäten können Ihnen auch dabei helfen, schneller in Ihren Alltag zurückzufinden, sich mit Ihrem Körper wieder wohler zu fühlen und Ihre Lebensqualität zu erhöhen.

Übung 13: Auswahl angenehmer Aktivitäten

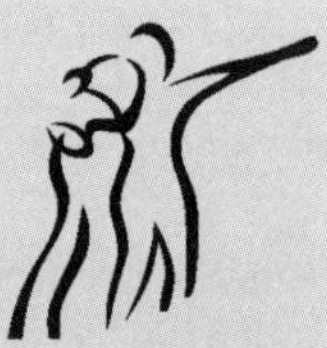

Notieren Sie auf dem Arbeitsblatt 10 „Angenehme Aktivitäten" (vgl. Seite 79) zunächst *jeder für sich* für Sie angenehme Aktivitäten, die Sie gerne alleine oder mit Ihrem Partner/Ihrer Partnerin machen möchten. Dies können Dinge sein, die Sie bereits vor der Erkrankung gemacht haben, es können aber auch Dinge sein, die Sie „schon immer mal machen wollten". Sie finden oben auf dem Arbeitsblatt Beispiele von Aktivitäten, die andere Paare ausgewählt haben, diese können Ihnen als Anregung dienen. Schreiben Sie alle Dinge auf, die Ihnen in den Sinn kommen, auch wenn Sie im Moment noch nicht durchführbar sind. Wenn Sie z. B. gerne (wieder) schwimmen gehen möchten, dies aber momentan aus medizinischen Gründen noch nicht dürfen, sollten Sie es trotzdem aufschreiben. Somit stellen Sie sicher, dass Sie Ihre ganz individuelle Liste mit für Sie angenehmen Aktivitäten haben, auf die Sie jederzeit zurückgreifen können.

Tauschen Sie sich anschließend mit Ihrem *Partner* über Ihre Wunschaktivitäten aus. Insbesondere Aktivitäten, die Sie gerne gemeinsam machen möchten, sollten Sie besprechen. Haben Sie da beide gleiche Vorstellungen? Versuchen Sie auch Kompromisse zu finden. Denken Sie an die Einhaltung der *Kommunikationsregeln*. Markieren Sie *1 bis 2 Aktivitäten*, die Sie in den nächsten 1 bis 2 Wochen ausführen wollen.

Arbeitsblatt 10: Angenehme Aktivitäten

Aktivitäten, die andere Paare während der Behandlungs- und Genesungsphase als hilfreich empfanden.

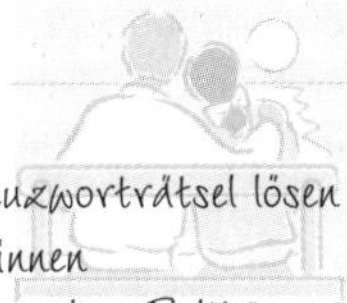

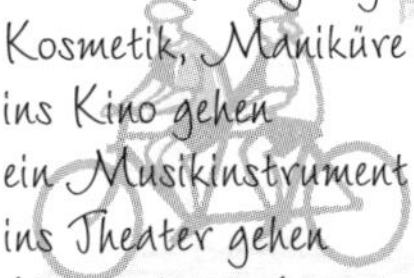

ein Buch lesen
Stadtbummel
ein Bad nehmen
puzzeln oder ein Kreuzworträtsel lösen
ein neues Hobby beginnen
Kosmetik, Maniküre oder Pediküre
ins Kino gehen
ein Musikinstrument erlernen
ins Theater gehen
Handarbeiten/-werken
Schwimmen
leichte Gartenarbeit
malen oder zeichnen
Yoga (erlernen)
tanzen
zum Friseur gehen

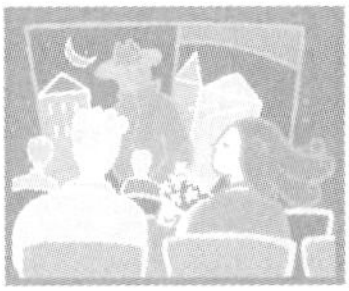

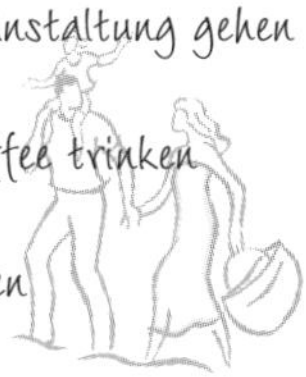

einen Spaziergang machen
Musik hören
Freunde besuchen
mit Freunden/Familie telefonieren
die Natur genießen
Sport machen
einen Wochenendausflug machen
zu einer Sportveranstaltung gehen
Essen gehen
mit Freunden Kaffee trinken
im Internet surfen
einen Urlaub planen
töpfern
eine neue Sprache lernen
Massage
Kartenspielen

Aktivitäten, die *ich* gerne beginnen oder wieder aufnehmen möchte:

Aktivitäten, die ich mit *meinem/r Partner/in* beginnen oder wieder aufnehmen möchte:

Markieren Sie *zwei Aktivitäten*, die Sie in den kommenden 1 bis 2 Wochen ausführen wollen.

Nachdem Sie nun für Sie angenehme Aktivitäten ausgewählt haben, die Sie wieder oder neu in Ihr Leben aufnehmen möchten, ist es wichtig, diese auch im Alltag unterzubringen. Sie kennen das von sich vielleicht aus anderen Situationen: Man nimmt sich etwas vor, aber irgendwie klappt es dann doch immer nicht: *„Eigentlich wollte ich ja mal wieder schwimmen gehen, aber heute passt es gerade nicht.“* Um dem vorzubeugen, eignet sich ein Wochenplan (vgl. Arbeitsblatt 11 auf Seite 82). Die Planung ist notwendig, um im Alltagsleben überhaupt die Möglichkeit zu haben, Dinge zu verändern. Bestimmt kennen Sie es auch, dass Sie schon immer gerne ein bestimmtes Hobby beginnen wollten, sich z. B. bei einem Sportverein oder in der Volkshochschule für einen Kurs anmelden wollten etc. Haben Sie es auch getan? Nur den wenigsten gelingt es. Meistens kommt etwas dazwischen, was „wichtiger“ ist oder es wird auf „später“ verschoben. Planung ist somit sehr wichtig. Der *Aktivitätenplan* (vgl. Arbeitsblatt 11) hilft Ihnen dabei, Ihre Pläne auch in die Tat umzusetzen. Tragen Sie ein, an welchem Tag Sie welche Aktivität machen möchten. Achten Sie darauf, dass Sie sich auch gezielt auf die angenehmen Empfindungen dieser Tätigkeit konzentrieren, d. h. wenn Sie z. B. einen Konzertbesuch mit Ihrem Partner/Ihrer Partnerin planen, konzentrieren Sie sich auf die Musik und die angenehme Atmosphäre.

Es gibt noch eine andere Variante das *Arbeitsblatt 11* zu nutzen.

Fallbeispiel Frau K. über ihren Alltag während der Chemotherapie

„Eigentlich mache ich im Moment gar nichts. Vor der Diagnose habe ich gearbeitet, nach der Arbeit noch den Haushalt gemacht und mich um die Familie gekümmert. Aber jetzt? Jetzt gammele ich den ganzen Tag nur so rum, lege mich öfters mal hin, aber so richtig was machen … ich weiß nicht.“

Frau K. hat den Eindruck, die meiste Zeit ihres Tages nichts zu tun. Sie können sich vorstellen, dass sich Frau K. mit diesen Gedanken auch eher niedergeschlagen, vielleicht sogar wert- oder nutzlos gefühlt hat. Sie hat dann für eine Woche das Arbeitsblatt 11 als *Tagebuch* verwendet, in das sie alles eingetragen hat, was sie an dem jeweiligen Tag gemacht hat.

Fallbeispiel Frau K. über das Ausfüllen des Arbeitsblattes 11 als Tagebuch

„Es war erstaunlich. Als ich eine Woche lang Tagebuch geführt habe, war ich doch sehr überrascht, wie viel ich pro Tag so mache: Hier mal eine Waschmaschine, da mal was im Haushalt. Außerdem habe ich endlich mal alle Fotos in Alben geklebt. Das hätte ich gar nicht gedacht. Außerdem bekomme ich ja gerade die Chemotherapie, daher ist es klar, dass meine Energie geringer ist als vor der Erkrankung. Aber es war schon schön, so schwarz auf weiß zu sehen, dass ich doch nicht den ganzen Tag nur faulenze."

Frau K. konnte mit Hilfe des Tagebuchs auch ihre nicht-hilfreichen Gedanken über sich selbst („Ich mach' irgendwie gar nichts.") in hilfreiche Gedanken umwandeln („Ich schaffe ja doch was trotz Chemotherapie.") und ihre negativen Gefühle (Frustration, Niedergeschlagenheit) verändern (Erstaunen, Stolz).

Auch Sie haben zwei Möglichkeiten, den Aktivitätenplan zu nutzen, der Ihnen dabei helfen kann, die Dinge, die Sie sich vorgenommen haben, auch umzusetzen.

1. Sie nutzen den Aktivitätenplan als *Terminkalender*, indem Sie die Aktivitäten, die Sie gerne machen möchten, planen.
2. Sie nutzen den Aktivitätenplan als *Tagebuch*, indem Sie die Dinge, die Sie gemacht haben, eintragen.

Sie haben jetzt ein Hilfsmittel kennengelernt, mit dem Sie wieder etwas mehr von Ihrem Alltag in Ihr Leben zurückgewinnen und vielleicht auch neue angenehme Aktivitäten einbauen können. Auch wenn Sie sich gerade mitten in einer medizinischen Behandlung (z. B. Chemotherapie oder Bestrahlung) befinden, ist es wichtig, *angenehme Aktivitäten in Ihren Alltag* einzubauen. Denken Sie an das Stressmodell (Seite 49) aus Schritt 2: Aktivitäten setzen am *Verhalten* an. Wenn Sie Dinge tun, die für Sie angenehm sind, nehmen Sie damit auch Einfluss auf Ihre Gedanken, Gefühle und Stimmungen und auch körperlichen Reaktionen.

Im nächsten Abschnitt werden wir uns noch einmal mit dem Thema *Kinder* befassen. Im ersten Schritt dieses Ratgebers haben Sie bereits einiges über das Thema gelesen. Dies gilt es nun zu vertiefen sowie um Hinweise für den Umgang mit anderen Familienmitgliedern und Freunden zu ergänzen. Falls Sie keine Kinder im Alter unter 18 Jahren haben, können Sie mit Kapitel 3.2.2 fortfahren.

Arbeitsblatt 11: **Aktivitätenplan**

Zeit	Montag	Dienstag	Mittwoch	Donnerstag	Freitag	Samstag	Sonntag
6.00–8.00							
8.00–9.00							
9.00–10.00							
10.00–11.00							
11.00–12.00							
12.00–13.00							
13.00–14.00							
14.00–15.00							
15.00–16.00							
16.00–17.00							
17.00–18.00							
18.00–19.00							
19.00–20.00							
20.00–21.00							
21.00–22.00							
22.00–0.00							

3.2 Umgang mit Kindern und anderen Familienmitgliedern sowie Freunden

3.2.1 Umgang mit Kindern

3.2.1.1 Wie kann man das Gefühl von Sicherheit schaffen?

Wenn ein Elternteil ernsthaft erkrankt, verändert sich nicht nur das Leben des Betroffenen, sondern auch das der Kinder. Plötzlich ist nichts mehr wie früher. Die Familie muss sich *neu organisieren*. Neben dem Verarbeiten der Diagnose kommen somit ganz neue Herausforderungen und neue Pflichten im Alltag für die ganze Familie dazu. Wer kocht das Essen? Wer holt die Kinder von der Schule, Kindergarten oder Sport ab? Wer kümmert sich um die Kinder? Wer macht mit ihnen Hausaufgaben? Neben all den Sorgen und Verpflichtungen der Eltern bleibt meist nicht mehr viel Zeit und Aufmerksamkeit für die Kinder. Diese Veränderungen und Belastungen spüren Kinder. Auch wenn sie weiterhin spielen und fröhlich sind, können Ängste und Sorgen in dieser Zeit auftreten. Ihr Alltag kann aus den Fugen geraten. Die Kinderwelt – also das Erleben der Welt aus Sicht des Kindes – die bis dahin meist sicher und klar war, wird vielleicht unsicher. Das kann Ängste hervorrufen, die sich auch in problematischem Verhalten (z. B. erhöhter Aggressivität) zeigen können und das Erwachsene somit nicht immer richtig als Angst einordnen und demzufolge auf eine Art und Weise reagieren, die die Angst und Unsicherheit des Kindes noch verstärken kann. Das bedeutet, dass Ihr Kind gerade in dieser Zeit besondere *Aufmerksamkeit und Fürsorge* und vor allem das Gefühl von *Sicherheit* braucht.

Eltern sorgen sich häufig darum, ob und inwieweit sie ihre Kinder über die Krebserkrankung informieren sollen. Sie sind unsicher, weil sie befürchten, ihre Kinder zu sehr zu belasten und wollen sie nicht beunruhigen. Die Belastung der Kinder steigt aber vor allem dann, wenn sie über das, was in der Familie passiert, nicht oder nicht richtig informiert werden. Es ist demnach sehr wichtig, in der Familie über diese neue Situation zu *sprechen*, da Sie die Erkrankung auf Dauer wahrscheinlich nicht vor Ihren Kindern verbergen können. Kinder sind sehr hellhörig und bekommen meist mehr mit als die Eltern denken. Sie haben auch häufig ein ausgeprägtes Gespür für Stimmungen und bemerken rasch, wenn die Eltern bedrückt oder bekümmert sind. Sie beginnen dann, sich darüber Gedanken zu machen und lassen ihrer Fantasie freien Lauf, die die Realität meist in einem Ausmaß übersteigt, das sich Eltern gar nicht vorstellen können. Horrorvorstellungen von der Behandlung oder auch Schuldfantasien („*Ich war nicht artig, deswegen ist Mama jetzt krank.“*) sind nicht selten. Mit solchen Gedanken allein gelassen, können bei besonders sensiblen Kindern Gefühle der Unsicherheit, des Verlassenseins und der Isolation entstehen. *Nähe, Sicherheit* und *Geborgenheit* sind daher sehr wichtig. Es ist wichtig, dass Sie die Ängste und Sorgen Ihrer Kinder *ernst nehmen*.

Sie können Ihren Kindern helfen, die Situation besser zu verstehen und einzuordnen und unnötige Ängste verhindern, indem Sie die *Fragen Ihrer Kinder beantworten*. Lassen Sie Ihre Kinder nicht zu lange im Unklaren, da Sie sonst riskieren, dass Ihre Kinder die Wahrheit von anderen (oder aus anderen Quellen) erfahren. Es gibt *keinen „richtigen“ Zeitpunkt!*

Sprechen Sie mit Ihrem Partner/Ihrer Partnerin darüber, was Sie Ihrem Kind über die Erkrankung erzählen wollen. Beschränken Sie sich auf *mehrere kurze Gespräche*, in denen Sie Ihrem Kind einzelne Details *„portionsweise“* erzählen und auf lange Erklärungen verzichten. Achten Sie auch darauf, woran Ihr Kind im Moment besonders interessiert ist. Z. B. könnte sich ein Kind gerade damit befassen, warum die Mutter die Haare verliert oder so häufig ins Krankenhaus muss. Versuchen Sie dann auf die Fragen Ihres Kindes einzugehen und es in den Prozess mit einzubinden, z. B. indem Sie Ihr Kind zu einem Termin im Krankenhaus mitnehmen oder Ihrem Kind erlauben, Ihnen beim Anziehen der Perücke oder Binden des Kopftuchs zuzusehen oder sogar zu helfen.

Fallbeispiel Frau K. über ihren Umgang mit dem Haarverlust

„Gleich nach der ersten Chemotherapie habe ich mir eine Perücke ausgesucht, die meiner Frisur in Form und Farbe sehr ähnlich war. Als es dann soweit war und mir die Haare ausfielen, habe ich meine Freundin angerufen. Die kam dann mit ihrem Langhaarschneider und einem ganzen Sortiment an Tüchern und Hüten. Mein Mann und meine Kinder waren auch dabei. Ich habe mich in die Küche gesetzt und wir Erwachsenen haben ein Glas Sekt getrunken, die Kinder hatten Saft und Kekse. Meine Freundin hat mir dann die Haare abgeschnitten. Erst hat sie sie kurz geschnitten, dann wirklich raspelkurz und dann ganz abrasiert. Mein Mann und die Kinder waren die ganze Zeit dabei. Dann haben wir verschiedene Hüte, Tücher und auch die Perücke ausprobiert. Meine Tochter hat sich auch Tücher und Hüte aufgesetzt. Ich bin froh, dass ich das so gemacht habe. Die Stimmung war recht gelöst und ich habe so keine Berührungsängste, wenn mich die Kinder ohne Haare sehen.“

Für Ihre Kinder ist es genauso wichtig, einen *Ausgleich* zu haben, wie für Sie als Paar. Eine Allgegenwart von Krebs ist nicht hilfreich für die Entwicklung der Kinder. Sportliche Aktivitäten Ihrer Kinder sollten beibehalten oder auch initiiert werden.

Versichern Sie Ihrem Kind, dass es geliebt wird und *keine Schuld* an der Krankheit trägt. Erklären Sie auch, dass Sie beide durch die Erkrankung gereizter und aufbrausender reagieren können als sonst und vielleicht auch mehr Ruhe benötigen. Sagen Sie Ihrem Kind jedoch auch, dass es genauso das Recht hat, seine Gefühle zu äußern – sei es Freude oder Ärger. Kinder können Rücksicht nehmen und sensibel sein für die Bedürfnisse der Mutter, wenn sie diese mitgeteilt bekommen. Erneut steht *Kommunikation* also im Vordergrund.

Erlauben Sie Ihrem Kind, sich fürsorglich und hilfsbereit zu zeigen, achten Sie jedoch darauf, dass es *nicht die Rolle eines Erwachsenen* einnimmt. Die Energie, die Kinder dafür in solchen Situationen aufbringen, ist erstaunlich und bewundernswert, aber Eltern sollten die Angebote nur in Maßen annehmen. Auf der einen Seite fühlen sich Kinder dadurch gebraucht und haben das Gefühl, etwas beitragen zu können zum Familienerhalt. Sie fühlen sich dadurch wertvoll. Auf der anderen Seite kann es Kinder auch leicht überfordern. Kinder sollten trotz der Erkrankung der Mutter weiterhin das Leben eines Kindes führen und nicht das eines Erwachsenen. Achten Sie auch darauf, dass die Erkrankung der Mutter keinesfalls als *Druckmittel* eingesetzt werden sollte, um Ihr Kind dazu zu bewegen, ein bestimmtes Verhalten zu zeigen (z. B. „Bitte räum' dein Zimmer auf, du weißt doch, dass Mama sich immer furchtbar aufregt, wenn es so unordentlich ist. Du willst doch nicht, dass sie noch kranker wird.").

Kinder benötigen vor allem *Sicherheit.* Und die können Eltern immer geben, ganz unabhängig von dem Erkrankungsstadium der Mutter, denn Sicherheit kommt durch *Liebe* und so ist die primäre Aufgabe der Eltern, ihre Liebe zu zeigen und für einen *regelmäßigen und gesicherten Tagesablauf* für die Kinder zu sorgen. Ein *offenes, vertrauensvolles Verhältnis* zu den Eltern ist das Wichtigste für Kinder. Sie sollen das Gefühl haben, alles fragen und sich so geben zu können, wie sie sich gerade fühlen – glücklich oder traurig.

Einige *Strategien* können es Eltern erleichtern, in dieser Zeit mit ihren Kindern und vielleicht auch mit schwierigem Verhalten ihrer Kinder umzugehen.

Wichtig
Gestalten Sie die *Beziehung* zu Ihrem Kind *positiv*.

3.2.1.2 Wie Sie die positive Beziehung zu Ihrem Kind stärken können

Im Folgenden finden Sie einige Ideen, die Sie dabei unterstützen, eine positive Beziehung zu Ihrem Kind aufrechtzuerhalten während der Zeit der Erkrankung und ihrer Behandlung:

1. *Verbringen Sie wertvolle Zeit mit Ihrem Kind.* Sie werden in den kommenden Wochen und Monaten möglicherweise noch stark belastet werden durch die erforderlichen Behandlungen, wie Chemo- oder Bestrahlungstherapie. Diese werden nicht nur Ihre Energie fordern, sondern auch viel von Ihrer Zeit. Manche Eltern sorgen sich, dass Ihre Kinder deswegen nun zu kurz kommen. Diese Bedenken sind nachvollziehbar, aber manchmal kann es sinnvoller sein, sich *regelmäßig für kurze Zeiträume* mit Kindern zu beschäftigen, als z. B. nur einmal am Tag für einen längeren Zeitraum. Versuchen Sie regelmäßig im Laufe des Tages kurze Zeitspannen mit Ihrem Kind zu verbringen, auch wenn es nur ein oder zwei Minuten sind. Diese Zeiträume sind für Sie trotz der Chemo- oder Bestrahlungstherapie machbar, selbst wenn es Ihnen ganz schlecht gehen sollte. Wir nennen diese kurzen Momente, in denen man mit voller Aufmerksamkeit bei dem Kind ist, Momente *„wertvoller Zeit"*. Wertvolle Zeit mit Ihrem Kind kann zum Beispiel stattfinden, wenn es sich an Sie wendet, um Ihnen etwas zu erzählen, eine Frage zu stellen oder Sie in eine Aktivität mit einzubeziehen. Versuchen Sie in solchen Momenten, falls Sie nicht gerade mit sehr wichtigen Dingen beschäftigt sind, Ihre Tätigkeit kurz zu unterbrechen und schenken Sie Ihrem Kind etwas Aufmerksamkeit. Falls Sie gerade beschäftigt sind, sollten Sie versuchen, so bald wie möglich etwas Zeit mit Ihrem Kind einzuplanen.

   Nehmen Sie sich einen Moment Zeit für die *Übung 14*. Überlegen Sie gemeinsam als Elternpaar, wie Sie in dieser Zeit der Behandlung wertvolle Zeit mit Ihrem Kind verbringen können.

2. *Reden Sie mit Ihrem Kind.* Gespräche mit Ihrem Kind helfen ihm oder ihr bei der Entwicklung sozialer Fähigkeiten und beim Erlernen von Ge-

Übung 14: Ideen für wertvolle Zeit

Wertvolle Zeit kann in jeder Familie anders aussehen. Schreiben Sie hier einige Ideen auf, wie Sie und Ihr Kind wertvolle Zeit miteinander verbringen können, während Sie z. B. die Chemo- oder Bestrahlungstherapie machen und sich mit Ihren Nebenwirkungen auseinandersetzen. Denken Sie daran, dass wertvolle Zeit täglich für kurze Zeiträume stattfinden kann.

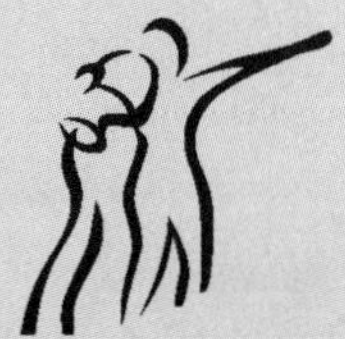

Mutter: ______________________________

____

____

____

Vater: ______________________________

____

____

____

sprächsregeln. Gleichzeitig fördern sie das *Selbstwertgefühl* Ihres Kindes. Sprechen Sie mit Ihrem Kind über Dinge, für die es sich interessiert. Teilen Sie Ihrem Kind auch Ihre eigenen Ideen mit und zeigen Sie ihm, dass Sie sich für das interessieren, was es zu sagen hat.

Die Krebserkrankung sollte hier nicht als primäres Thema aufgeführt werden. Besser geeignet sind Themen die den Kindergarten/Schule, Freunde, Hobbies Ihrer Kinder etc. betreffen. Die Diagnose und Behandlung sollte durchaus mit Ihrem Kind besprochen werden. Um mit Ihrem Kind über die Erkrankung zu reden, sollten Sie sich gemeinsam mit Ihrem Partner/Ihrer Partnerin einen von alltäglichen Themen *getrennten* Termin aussuchen. Bei der Strategie *„Reden Sie mit Ihrem Kind"* geht es darum, dass Sie sich jeden Tag mit Ihrem Kind darüber austauschen, was es macht oder was es interessiert. *Übung 15* hilft Ihnen dabei, mögliche Gesprächsthemen vorzubereiten.

Übung 15: Mögliche Gesprächsthemen

Setzen Sie sich mit Ihrem Partner/Ihrer Partnerin zusammen und schreiben Sie Dinge auf, für die sich Ihr Kind interessiert oder die Sie getan haben und über die Sie mit Ihrem Kind reden können.

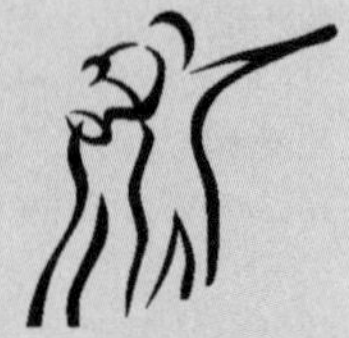

____

____

____

____

____

____

3. *Zeigen Sie Zuneigung.* Eine andere Möglichkeit zu zeigen, dass Sie sich für Ihr Kind interessieren und es *lieb haben*, ist, ihm genügend *körperliche Zuneigung* zu schenken. Streicheln, Schmusen, Umarmen, Küssen, Massieren, Kitzeln oder Toben (soweit es Ihnen körperlich möglich ist) gibt Kindern das Gefühl, in einer liebevollen Umgebung aufzuwachsen und hilft ihnen, sowohl selbst Zuneigung zu zeigen als auch Zuneigung anzunehmen. Manchmal sind Kinder zurückhaltend, wenn ihre Mutter nicht mehr so aussieht, wie sie es gewöhnt sind. Dadurch sind sie zunächst verunsichert und ziehen sich mehr zurück bzw. fühlen sich gehemmter im Ausdruck, aber auch in der Annahme von Zuneigung. Respektieren Sie das – auch wenn es gerade jetzt besonders schwer fällt. Geben Sie Ihrem Kind zu verstehen, dass Sie seine Zurückhaltung nachvollziehen können und dass es in Ordnung ist, wenn es sich erst einmal an das veränderte Aussehen gewöhnen muss. Geben Sie Ihrem Kind dann Zeit!

   Mit Hilfe der *Übung 16* können Sie Möglichkeiten mit Ihrem Partner/Ihrer Partnerin planen, bei denen Sie Ihrem Kind Zuneigung zeigen können.

Übung 16: Möglichkeiten, Zuneigung auszudrücken

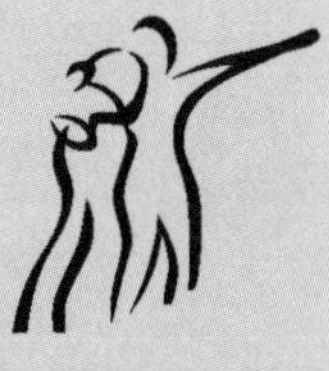

Notieren Sie hier die *Arten von Zuneigung*, die Sie selbst mögen und die Ihr Kind mag. Beachten Sie auch, welche Arten von Zuneigung Ihnen im Moment möglich erscheinen und welche nicht oder wodurch Sie sie ersetzen können. Wenn Sie z. B. vor der Erkrankung viel mit Ihrem Kind getobt haben, dies aber im Moment nicht mehr können, überlegen Sie gemeinsam mit Ihrem Partner, ob dieser das Toben jetzt übernehmen kann und was Sie stattdessen machen könnten (z. B. kuscheln).

____

____

____

____

____

____

4. Und schließlich: *Loben Sie Ihr Kind!* Dies ist eine schwere Zeit für alle. Wenn Ihr Kind im Haushalt mithilft oder Sie in anderer Art und Weise unterstützt, bedanken Sie sich bei Ihrem Kind und loben Sie es für seine Unterstützung.

Falls Ihr Kind noch nicht zu alt dafür ist, eignet sich die Broschüre *„Die Papierkette"* über die Behandlung und die Gesundung der Mutter von der Komen-Stiftung (erhältlich unter www.komen.de) als gutes *Vorlesebuch.* Sie können das Buch auch zur Vermittlung und zum Austausch mit Ihren Kindern nutzen. In Kasten 2 finden Sie weitere Literaturempfehlungen zum Thema Kommunikation mit Kindern.

Kasten 2: Literaturempfehlungen zum Thema Umgang mit Kindern

Broekmann, S. (2002). Plötzlich ist alles ganz anders – wenn Eltern an Krebs erkranken. Stuttgart: Klett-Cotta.

In diesem Buch wird besprochen, wie man die Diagnose Krebs an die Kinder weitergeben kann und was man als Eltern tun kann, wenn Kinder bestimmte Verhaltensweisen zeigen, die Eltern als problematisch erleben (z. B. wenn es Gespräche abbricht). Das Buch ist in vier Teile gegliedert, einen ersten allgemeinen Teil, in dem es um die Frage geht, wie man ein Gespräch mit Kindern führen kann und welche Reaktionen und Probleme unabhängig vom Alter auftreten können. Im zweiten Teil geht es um altersabhängige Reaktionen und Bedürfnisse und im dritten Teil um verschiedene Erkrankungsstadien. Der letzte Teil befasst sich dann mit Hinweisen für andere Familienmitglieder, Bekannte oder pädagogisch relevante Bezugspersonen betroffener Kinder.

Krejsa, S. (2004). Mama hat Krebs. Stuttgart: Kreuz Verlag.

In diesem Buch geht es hauptsächlich um die Frage „Wie sage ich es meinem Kind?" Die Autorin fasst zu Beginn wissenschaftliche Studien zusammen, die sich mit bestimmten Aspekten dieser Frage beschäftigt haben. Sie bietet im zweiten Teil konkrete Vorschläge zur Vermittlung an, im ersten Teil geht es mehr um die Bedeutsamkeit der Gespräche zwischen Eltern und Kind.

Deutsche Krebshilfe (1999). Hilfen für Angehörige. Die blauen Ratgeber Nr. 30. Bonn.

Diese Broschüre enthält ebenfalls einige Informationen darüber, wie man seine Kinder informieren kann und welche Reaktionen seitens der Kinder auftreten können.

Hermelink, K. (2005). Mein wunderschöner Schutzengel – Als Nellys Mama Krebs bekam. Würzburg: Diametric Verlag.

Bei diesem Buch handelt es sich um eine Erzählung eines siebenjährigen Mädchens, dessen Mutter an Brustkrebs erkrankte und beschreibt, wie die Familie mit dieser Situation umgeht.

Blake, C., Blanchard, E. & Parkinson, K. (1997). Die Papierkette. Santa Fee: Health Press; (deutsch: Komen Deutschland e. V.).

Dieses Buch ist ein Vorlesebuch. Die Mutter erkrankt an Brustkrebs und das Buch stellt dar, was dies ist und wie die Mutter und die Kinder die Behandlung erleben. Es ist eine gute Möglichkeit, gerade jüngere Kinder mit der Erkrankung und ihren Konsequenzen vertraut zu machen.

Komen Deutschland e. V. Was ist mit Mama los? Mutter hat Brustkrebs – was nun.

In dieser Broschüre werden Eltern mit praktischen Tipps versorgt, wie man mit seinem Kind über die Erkrankung reden kann. Der erste Teil der Broschüre enthält allgemeine, altersunabhängige Informationen für Eltern, der zweite Teil ist altersabhängig.

Trabert, G. (2001). Als der Mond vor die Sonne trat. Heidelberg: Mathieu.

Ebenfalls ein Buch zum Vorlesen. Geeignet ab 6 Jahren erklärt es die Krankheit Krebs.

Senf, B. & Rak, M. (2006). Mit Kindern über Krebs sprechen. Ein Ratgeber für Eltern, die an Krebs erkrankt sind. Verein „Hilfe für Kinder krebskranker Eltern e. V.“.

Die Autoren wollen Eltern mit diesem Ratgeber informieren, wie Kinder die Diagnose „Krebs“ eines Elternteils erleben und wie Eltern damit umgehen können. Dazu werden Anregungen gegeben, wie Eltern mit Kindern über die Erkrankung und Therapie und auch das Thema „Sterben und Tod“ sprechen können.

Wenn es spezifische Probleme mit Ihren Kindern gibt, stellen die *„Kleinen Helfer“* aus dem Triple-P-Programm eine gute Möglichkeit dar, Ihnen leicht verständliche und kurze Informationen zu umschriebenen Problemen zu geben (vgl. Tabelle 4). Triple-P steht für die drei P's von „Positive Parenting Programm“, auf Deutsch: Positives Erziehungsprogramm. Triple-P hat das Ziel Kinder zu fördern und unterstützt Eltern bei der Kindererziehung. Dabei baut es auf den Stärken der Familie auf mit dem Ziel, die Beziehung zu dem Kind zu festigen, angemessenes Verhalten zu fördern, mit unangemessenem Verhalten positiv umzugehen, schwierigen Situationen vorzubeugen und Stress in der Familie zu verringern und Kompetenzen zur Bewältigung von Stress zu erhöhen.

Tabelle 4: Übersicht über Themen der „Kleinen Helfer“ aus dem Triple-P-Programm

Positive Erziehung • Elternschaft • Wie ich mein Kind auf ein neues Baby vorbereite • Depressionen nach der Geburt • Unterstützung des Partners • Stressbewältigung • Sicherheit im Haushalt	**Säuglinge** • Förderung kindlicher Entwicklung • Trennungsangst/Fremdeln • Schlafen • Schreien
Kleinkinder • Schlafprobleme • Ungehorsam • Anderen Wehtun • Selbstständig Essen • Sprachentwicklung • Teilen • Wutanfälle • Sauberkeitserziehung • Weglaufen • Jammern	**Kindergartenkinder** • Ungehorsam • Aggressives Verhalten • Gäste kommen • Ständig stören • Kinder bei Tisch • Alpträume • Trennungsängste • Aufräumen • Einkaufen • Längeres Autofahren mit Kindern
Grundschulkinder • Bettnässen • Probleme in der Schule • Mobbing • Mitarbeit im Haushalt • Ängste • Schularbeiten • Lügen • Stehlen • Fluchen • Förderung des Selbstbewusstseins	**Teenager** • Beziehungen zu Freunden und Gleichaltrigen • Trends und Moden • Sexualität und Beziehungen • Raue Töne und Respektlosigkeit • Geld und Jobben • Mit Depressionen umgehen • Ängste bewältigen • Alkoholkonsum • Drogenkonsum • Rauchen • Essgewohnheiten • Schule schwänzen

Die *„Kleinen Helfer“* für verschiedene Altersstufen (Säuglinge/Positive Erziehung, Kleinkinder, Kindergartenkinder, Grundschulkinder und Teenager) beziehen sich jeweils auf zehn bzw. zwölf für die Altersgruppe besonders typische Themen und sind einzeln kostenpflichtig zu beziehen unter www.triplep.de.

Sie haben nun einige Hinweise darauf erhalten, wie Sie mit Ihren Kindern in dieser Zeit umgehen können und welche Faktoren Sie beachten sollten. Im Folgenden geht es nun um den Umgang mit anderen Familienmitgliedern, Freunden oder Bekannten.

3.2.2 Umgang mit anderen Familienmitgliedern, Freunden oder Bekannten

Wenn jemand im Familien- oder Freundeskreis an Krebs erkrankt, fühlen sich meist *viele Personen davon betroffen*, selbst solche Menschen, mit denen man vorher meinte, weniger zu tun zu haben (wie z. B. Bekannte oder Kollegen). Das liegt zum Teil wahrscheinlich daran, dass Menschen eine solche Krise, die sie bei einem anderen miterleben oder von der sie Kenntnis erlangen, in der einen oder anderen Form aufrüttelt oder zumindest (auch) erschreckt. Nicht selten unterliegen diese Personen derselben Assoziation „Krebs“ = „Tod“, wie Sie das zu Beginn der Erkrankung möglicherweise auch taten. In der Regel bezeichnen wir bösartige Erkrankungen immer mit dem Wort „Krebs“, trotz der vielen variablen Verläufe solcher Erkrankungen. In den Köpfen vieler Menschen ist *Krebs = Krebs*. Jeder kennt vermutlich jemanden, der an Krebs erkrankt ist oder vielleicht auch daran gestorben ist. Selten fragen wir nach, um welche Krebsart es sich handelte oder in welchem Stadium die Person erkrankt war. Das heißt, wichtige Faktoren wie die Art der Krebserkrankung oder das Tumorstadium und damit auch die Prognose lassen wir außer Acht. Personen, die neu an Krebs erkranken, werden mit Krebskranken verglichen, die man sonst noch kennt oder kannte oder von denen man über andere gehört hat. Dies führt dazu, dass man ein bestimmtes Bild im Kopf hat von *„dem Krebskranken“* (Stichwort: *„Schublade Krebs“*). Dass dieses Bild bei den meisten Menschen nicht der Realität entspricht, liegt auf der Hand. Denken Sie selber noch einmal zurück: Wie war das bei Ihnen? Was haben Sie vor Ihrer eigenen Erkrankung oder der Erkrankung Ihrer Frau über Krebs gewusst? Hatten Sie bereits da schon ein differenziertes Wissen über Krebs? Oder war es doch eher oberflächlich? In den meisten Fällen, wenn man vor der eigenen Erkrankung in seinem Leben noch nicht mit Krebs konfrontiert war, wird das Wissen über diese Erkrankung doch eher diffus gewesen sein. Dies ist ja auch ganz normal, denn es ist vollkommen natürlich, dass man sich nicht mit allen Krankheiten auskennt, an denen Menschen leiden können.

So kann es Ihnen in Ihrer jetzigen Situation auch passieren, dass unterschiedliche Menschen dementsprechend ganz anders auf die Diagnose „Krebs“ reagieren können. Vielleicht haben Sie schon beobachtet, dass sich manche Personen aus Ihrem Freundeskreis *zurückziehen*. Vielleicht sind Sie darüber enttäuscht, weil Sie das von diesen nicht erwartet haben. Andere Personen erleben Sie möglicherweise als *aufdringlich*, da sie häufig anrufen und Sie zwingen über die Erkrankung zu Zeitpunkten zu reden, zu denen Sie das vielleicht nicht möchten, es dann aber widerwillig doch tut, weil Sie niemanden vor den Kopf stoßen möchten. Vielleicht gibt es aber auch Personen, von denen Sie gar nicht gedacht hätten, dass Sie sich so sorgen und sind *(positiv) überrascht.*

Fallbeispiel Frau K. über Reaktionen anderer auf ihre Diagnose

„Bei einigen war ich doch ziemlich enttäuscht. Freunde, von denen ich eigentlich dachte, wir hätten eine gute Freundschaft, meldeten sich gar nicht mehr. Einmal erfuhr ich „hinten rum", dass sie sich bei anderen nach mir erkundigten. Wieso sprachen sie mich nicht direkt an? Von anderen war ich sehr überrascht, aber im positiven Sinn. Meine Nachbarin, zu der ich vorher eigentlich immer nur „Guten Tag und guten Weg" sagte, war unheimlich hilfsbereit. Als ich einmal ins Krankenhaus musste, kochte sie sogar Essen für die Kinder."

Fallbeispiel Herr K. über Reaktionen anderer auf die Krebserkrankung seiner Frau

„Ich muss schon sagen, manchmal war ich richtig verärgert. Die Leute starrten mich an, aber den Mund kriegten sie nicht auf. Es kann doch nicht so schwer sein, mal zu fragen: „Wie geht's denn Ihrer Frau?". Manchmal hatte ich auch das Gefühl mitleidige Blicke zu bekommen, insbesondere im Ort, wenn ich allein beim Einkaufen war, starrten mich manche an, als ob meine Frau schon tot wäre. Besonders anstrengend fand ich aber auch die Leute, die ständig anriefen und ihre Hilfe anboten – auch wenn ich ihnen versicherte, dass wir uns schon melden würden, wenn sie was für uns tun können. Diese Anrufe blieben dann meist an mir hängen, weil meine Frau – verständlicherweise – keine Nerven dazu hatte."

Welche Erfahrungen haben Sie in den letzten Wochen/Monaten mit Familienangehörigen, Freunden, Bekannten, Kollegen o. a. gemacht? Gibt es jemanden, von dem Sie enttäuscht sind? Oder hat sich jemand auch im positiven Sinne anders verhalten, als Sie das erwartet hätten? Falls Ihnen jetzt eine Person einfällt, sollten Sie – am besten gemeinsam mit Ihrem Partner/Ihrer Partnerin – überlegen, warum gerade diese Person diese Gefühle wie z. B. Ärger, Enttäuschung oder aber auch positive Überraschung bei Ihnen auslöst. Was unterscheidet diese Person von anderen Menschen? Welche anderen gemeinsamen Erfahrungen haben Sie mit dieser Person aus der Vergangenheit? Wurden Sie schon einmal enttäuscht? Kennen Sie das Verhaltensmuster (zum Beispiel Rückzug in belastenden Zeiten) von dieser Person?

Angehörige, Freunde oder Bekannte *wissen oft nicht, wie sie mit der Situation der Erkrankung umgehen sollen.* Sie möchten auf der einen Seite gerne helfen, wissen aber nicht wie oder haben selber Angst. Auf der anderen Seite erfordert eine Hilfestellung auch eine Auseinandersetzung mit einer solchen Erkrankung und genauso wie bei Ihnen als Paar kann das bei vielen Menschen mehr Ängste auslösen, als sie selber zugeben können oder wollen. Ein Rückzug scheint deshalb manchmal *„einfacher"* zu sein. Ein hilfreicher Weg zur Gestaltung von Beziehung in solchen belastenden Zeiten ist demnach eine klare und deutliche Kommunikation der eigenen Wünsche von Ihnen als Patientin, von Ihnen als Partner und auch von Ihnen beiden als Paar.

Überlegen Sie einmal gemeinsam, wie Sie sich gegenüber der Person, die Sie ausgewählt haben, in *Zukunft verhalten möchten.* Was wünschen Sie sich? Wie möchten Sie, dass sich die andere Person verhält? Was wollen Sie auf keinen Fall (z. B. keine täglichen Anrufe)? Nutzen Sie das Arbeitsblatt 12 (vgl. Seite 96), um sich Notizen zu machen.

Übung 17: Umgang mit Familienangehörigen, Freunden oder Bekannten

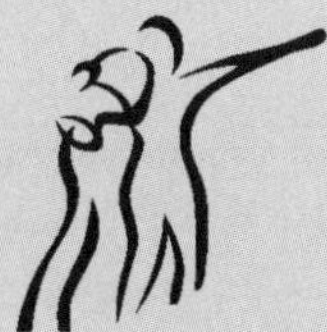

Bitte nehmen Sie sich einen Moment Zeit und *wählen Sie eine Person aus*, die Sie in den vergangenen Wochen oder Monaten in Bezug auf den Umgang mit Ihrer Erkrankung oder der Erkrankung Ihrer Frau enttäuscht, verärgert oder aber auch positiv überrascht hat.

Versuchen Sie Ihrem Partner/Ihrer Partnerin mit Hilfe der *Gesprächsregeln* mitzuteilen, *warum* Sie das Verhalten dieser Person so verärgert, enttäuscht etc. hat. Versuchen Sie bei sich und Ihren Gefühlen zu bleiben und arbeiten Sie heraus, warum es Sie so getroffen, gefreut etc. hat.

Überlegen Sie dann gemeinsam als Paar, wie Sie sich *zukünftig gegenüber dieser Person verhalten wollen.* Notieren Sie Ihre Ergebnisse auf dem *Arbeitsblatt 12.*

Planen Sie, wie Sie Ihre Ergebnisse in die Tat umsetzen wollen. *Wann* sehen Sie die Person das nächste Mal? *Wie* wollen Sie ihr *was* sagen?

Arbeitsblatt 12: **Umgang mit Familienangehörigen, Freunden oder Bekannten**

Die folgende Person habe ich ausgewählt, weil sie mich im Umgang mit meiner Erkrankung enttäuscht, verärgert, verletzt oder auch positiv überrascht … hat:

Name: ____________________

In Zukunft möchte ich mich gegenüber ____________________

folgendermaßen verhalten: ____________________

____

____

____

____

3.3 Zusammenfassung Schritt 3

Im *dritten* Schritt dieses Ratgebers haben Sie

- *Aktivitäten* ausgewählt, die Sie auch während der medizinischen Behandlung als Einzelperson, Paar oder Familie durchführen können im Sinne einer positive Stressbewältigung (Änderung auf Verhaltensebene),
- *Hilfestellungen für den Umgang mit Kindern* sowie
- *den Umgang mit anderen Familienangehörigen, Freunden oder Bekannten* erhalten.

Im vierten Schritt dieses Ratgebers geht es nun um Ziele für die Zukunft, mögliche positive Aspekte der Erkrankung und Sexualität.

3.4 Übungen

Übung 18: Aktivitätenaufbau

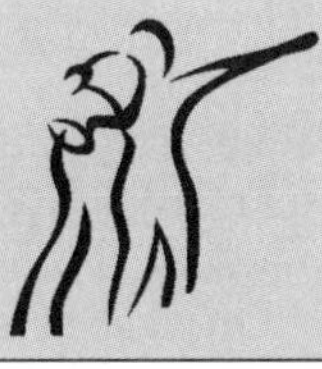

Führen Sie die Aktivitäten, die Sie sich *allein* und *als Paar* vorgenommen haben, durch (Arbeitsblatt 10, vgl. Seite 79).

Übung 19: Umgang mit Kindern

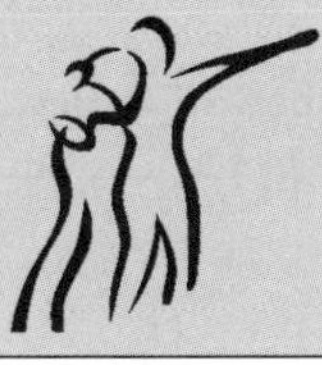

Führen Sie die Dinge durch, die Sie sich für die Stärkung einer *positiven Beziehung* zu Ihrem Kind vorgenommen haben (siehe Seite 87).

Übung 20: Umgang mit Familienangehörigen, Freunden oder Bekannten

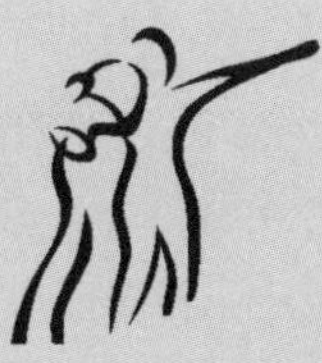

Führen Sie die Dinge durch, die Sie sich für den Umgang mit anderen Familienangehörigen, Freunden oder Bekannten vorgenommen haben (Arbeitsblatt 12, vgl. Seite 96).

Übung 21: Praktische Unterstützung

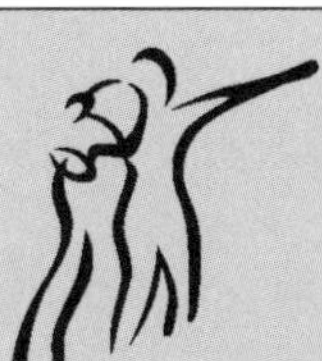

Nehmen Sie sich die „Füreinander-Liste" (Arbeitsblatt 1 und 2 auf Seite 32 und 33) aus Schritt 1 und wählen Sie erneut Dinge aus, die Sie sich von Ihrem Partner/Ihrer Partnerin wünschen. Patientinnen dürfen sich bis zu 5 Dinge aussuchen, Partner bis zu 2. Sie können sich die gleichen Dinge wünschen, wie bereits in Schritt 1 oder 2. Es kann aber auch sein, dass sich Ihre Bedürfnisse verändert haben und Sie sich etwas Neues aussuchen möchten.

- Führen Sie die unterstützenden Verhaltensweisen aus, die Sie sich aus der „Füreinander-Liste" ausgesucht haben.
- Geben Sie Ihrem Partner/Ihrer Partnerin Rückmeldung für jede unterstützende Verhaltensweise, ob Sie hilfreich war oder nicht.

Übung 22: **Entspannung**

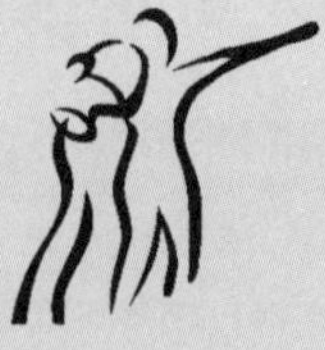

Üben Sie z. B. mit Hilfe von Entspannungs-CDs Ihre *Entspannungsübung* als Paar oder auch allein.

- Beachten Sie dazu auch die Tipps zur Entspannung auf Seite 35.
- Führen Sie Ihr Entspannungstagebuch (Arbeitsblatt 3, vgl. Seite 36).
- Loben und ermutigen Sie sich gegenseitig fürs Üben.
- Denken Sie daran, das Erlernen von Entspannung benötigt Zeit und Übung.

Üben Sie auch weiterhin bei allen Übungen die *Einhaltung der Gesprächsregeln* aus Schritt 1.

Schritt 4: Blick zurück – Blick nach vorn

4.1 Veränderung im Leben durch die Krebserkrankung

Fallbeispiel Frau K. rückblickend über das vergangene Jahr
„Wenn ich so auf die vergangenen Monate zurückblicke, war es schon eine harte Zeit. Allerdings muss ich sagen, dass ich es mir eigentlich noch schlimmer vorgestellt hätte. Wenn mir vorher einer gesagt hätte: „Du wirst in den nächsten Monaten eine Brustoperation, Chemo- und Bestrahlungstherapie haben“, hätte ich gedacht: „Das schaff’ ich nie.“ Aber irgendwie habe ich – oder besser gesagt haben wir – es doch geschafft. Ich denke schon, dass ich mich durch diese Erfahrung verändert habe. Ich glaube, ich bin spontaner geworden und nehme Kleinigkeiten nicht mehr so wichtig. Wenn meine Tochter ein Loch in der Strumpfhose hat – egal. Mir ist es jetzt auch wichtiger, möglichst viel Zeit mit meiner Familie zu verbringen, anstatt ein blitzeblankes Haus zu haben.“

Nach einer belastenden Erfahrung – wie einer Krebserkrankung – oder auch Bedrohung des eigenen oder des Lebens der Partnerin folgt meist eine langsame „Wiederanpassung“ an den Alltag. Im vorherigen Kapitel haben Sie bereits einiges darüber erfahren, wie Sie möglichst bald wieder in Ihren Alltag zurückkehren können bzw. (neue) angenehme Aktivitäten in Ihren Tagesablauf einbauen können. Insbesondere während der ersten zwölf Monate nach der Krebserkrankung denken die meisten Menschen sehr viel über ihre *Erfahrungen* nach, die sie in der vergangenen Zeit im Umgang mit der Krebserkrankung gesammelt haben. Solche bedrohlichen Erfahrungen können Menschen in ihren *Grundfesten erschüttern*, was dazu führen kann, dass im Verlauf manchmal Dinge (d. h. Veränderungen) vor sich gehen, die zum Teil beabsichtigt passieren (z. B. dass man sich mehr Zeit für den Partner/die Partnerin nimmt), aber manchmal auch passieren, ohne dass man selber einen großen Eigenanteil erkennt (z. B. dass sich Freunde zurückziehen).

Manche Menschen nutzen diese „Wegpunkte“ des Lebens, um sich zu überlegen, wo sie stehen, *was ihnen in ihrem Leben wichtig* ist und wie sie *zukünftig* ihre *Prioritäten* setzen wollen. Fragen treten auf wie: Welche Bedeutung hat das Leben, die Welt, andere Menschen, Freundschaft, Liebe? Zum Beispiel berichten Paare, dass es ihnen jetzt viel wichtiger ist, mehr Zeit gemeinsam zu verbringen, wohingegen z. B. die Arbeit oder Hausarbeit an Priorität verloren hat. Auch *Beziehungen zu Freunden, Familienmitgliedern, Kollegen oder Bekannten* können sich verändert haben. Einige haben sich vielleicht intensiviert, neue sind entstanden, andere sind vielleicht aber auch auseinander gegangen. Dies kann unterschiedliche Gründe haben. Zum einen können sich die eigenen Interessen und Bedürfnisse durch die Krebserfahrung verändert haben, was anderen Menschen nicht immer leicht zu vermitteln ist. Zum anderen fühlen sich einige Paare von den Reaktionen der Freunde auch enttäuscht oder alleingelassen. Somit kann die Krebserfahrung dazu führen, dass sich einige Dinge im Leben verändern. Manchmal ist es nicht einfach, mit diesen Veränderungen klarzukommen. Einige fragen sich auch *„Wie soll es jetzt weitergehen?"*

Manchmal verdeutlicht die Krebserfahrung nochmals Dinge, die schon vor der Erkrankung wichtig waren, manchmal gelangen Personen aber auch zu neuen Erkenntnissen.

4.1.1 Positive Aspekte einer Krebserkrankung

Fallbeispiel Herr K. über positive Aspekte der Erkrankung seiner Frau

„Wenn ich so über die letzte Zeit nachdenke, bin ich doch stolz auf uns – als Paar und auch als Familie, dass wir die vergangenen Monate so gut bewältigt haben. Trotz der erheblichen Belastungen durch die Erkrankung meiner Frau und die Behandlung haben wir gut zusammengehalten und ich habe auch das Gefühl, dass wir einander noch näher gekommen sind. Mir ist noch mal klar geworden, wie sehr ich meine Frau liebe. Ich denke auch, dass ich viele Dinge, die ich vorher als selbstverständlich hingenommen habe, jetzt viel mehr schätze und mich auch über Kleinigkeiten freue. Außerdem genieße ich die gemeinsame Zeit viel mehr, weil sie mir wertvoller geworden ist."

Die Auseinandersetzung mit einer Krebserkrankung und ihren Folgen wird von den meisten Menschen auf den ersten Blick als sehr negativ erlebt. Häufige Aussagen wie *„Das letzte Jahr kann ich abhaken"*, werden getroffen. Wenn man sich jedoch einen Moment Zeit nimmt und noch einmal genau über die vergangenen Monate nachdenkt, über das was man erlebt und auch überlebt hat, berichten viele Personen auch *positive Aspekte*. Die Erfahrung, dass die Partnerschaft so eine Belastung aushält, stellt einen Gewinn dar. Auch die Fähigkeit zu gemeinsamen Gesprächen und der Lösung von Konflikten sowie die gegenseitige Unterstützung und gemeinsame Zukunftsgestaltung zählen zu einer gelungenen Bewältigung der Situation. Neue Gemeinsamkeiten und Nähe in der Partnerschaft konnten entdeckt werden. Im Folgenden finden Sie eine Auflistung mit positiven Dingen, die Personen aus ihrer Krebserfahrung gelernt haben:

- „Ich habe mehr über mich gelernt."
- „Ich bin meinem Partner näher gekommen."
- „Ich habe gemerkt, wie stark ich doch bin."
- „Ich schätze Kleinigkeiten mehr als vorher."
- „Ich bin spontaner – brauche weniger Vorplanung."
- „Ich habe neue Prioritäten und Ziele in meinem Leben."
- „Ich schätze Freundschaften mehr als vorher."
- „Ich achte mehr auf meine Gesundheit."
- „Ich weiß, dass andere für mich da sind und mich unterstützen."
- „Ich kann besser mit negativen Gedanken und Gefühlen umgehen."
- „Unsere Partnerschaft hat sich verbessert."

Nehmen Sie sich nun einen Moment Zeit, um über die *positiven Aspekte Ihrer eigenen Krebserfahrung* nachzudenken. Übung 23 hilft Ihnen dabei.

Übung 23: Positive Aspekte

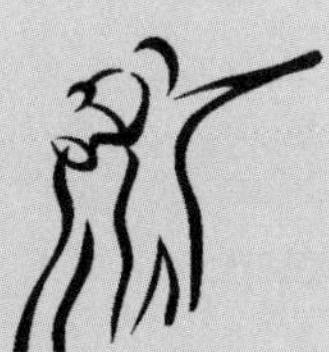

Nehmen Sie das *Arbeitsblatt 13* (vgl. Seite 102) zur Hand und denken Sie einen Augenblick darüber nach, welche *positiven Aspekte* Ihnen *an sich selber* und *an Ihrem Partner/Ihrer Partnerin* aufgefallen sind. Welche *Stärken* haben Sie an sich selber und an Ihrem Partner/Ihrer Partnerin (wieder-)entdeckt? Was haben Sie selber und was hat Ihr Partner/Ihre Partnerin aus Ihrer Sicht alles *geleistet* und *gut bewältigt*?

Notieren Sie Ihre Eindrücke auf dem Arbeitsblatt 13. In den Sprechblasen finden Sie Aussagen, die andere Menschen im Umgang mit ihrer Krebserkrankung getroffen haben.

Füllen Sie *zunächst jeder für sich* das Arbeitsblatt 13 aus.

Geben Sie sich dann gegenseitig eine *Rückmeldung*, indem Sie dem anderen sagen, was Sie an sich selber entdeckt haben und was Ihnen an Ihrem Partner/Ihrer Partnerin aufgefallen ist. Denken Sie bei der Rückmeldung an die Einhaltung der *Kommunikationsregeln*.

Arbeitsblatt 13: Positive Aspekte einer Krebserfahrung

Einige Dinge, die andere Personen aus ihrer Krebserfahrung gelernt haben und positiv beurteilen:

„Ich habe mehr über mich gelernt."

„Ich schätze Kleinigkeiten mehr als vorher."

„Ich habe neue Prioritäten und Ziele in meinem Leben."

„Ich habe gemerkt, wie stark ich doch bin."

„Ich bin meinem Partner näher gekommen."

„Ich bin spontaner – brauche weniger Vorplanung."

„Ich schätze Freundschaften mehr als vorher."

„Ich weiß, dass andere für mich da sind und mich unterstützen."

„Ich kann besser mit negativen Gedanken und Gefühlen umgehen."

„Ich achte mehr auf meine Gesundheit."

Positive Aspekte, die mir an *mir* aufgefallen sind:

Positive Aspekte, die mir an *meinem Partner/meiner Partnerin* aufgefallen sind:

Markieren Sie die Dinge, die Sie in Ihrem Leben beibehalten wollen.

4.2 Was soll anders werden?

Viele Personen nehmen sich nach einer Erfahrung mit einer lebensbedrohlichen Erkrankung vor, *Dinge in ihrem Leben zu verändern*. Häufig ist es jedoch so, dass, wenn die Routinen und Anforderungen des Alltags zurückkehren, für die positiven Dinge, die man sich vorgenommen hat, *keine Zeit* mehr bleibt. Um jedoch die täglichen Anforderungen und den Stress nach einer Krebserkrankung bewältigen zu können, ist es wichtig, gerade diese positiven und angenehmen Dinge, die einem auch während der Erkrankung gut getan haben oder wichtig waren, beizubehalten. Hierfür ist es, ähnlich wie bei der Rückkehr zu den Aktivitäten aus Schritt 3, wichtig, sich diese Dinge aufzuschreiben und sich Ziele zu setzen – und zwar *Ziele*, die sowohl *kurzfristig* (innerhalb von einem, zwei, drei oder sechs Monaten) als auch *langfristig* (innerhalb eines Jahres, zwei oder fünf Jahren) erreicht werden können. Mit Hilfe der Übung 24 können Sie Ihre persönlichen Ziele, die Sie für sich selbst und für sich als Paar haben, festhalten.

Übung 24: Ziele festlegen

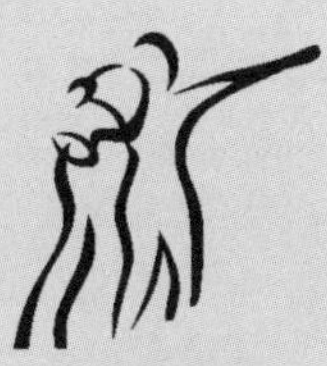

Denken Sie mit Hilfe des *Arbeitsblattes 14* (vgl. Seite 105) über Ihre *Ziele für die Zukunft* nach. Damit sind Ziele sowohl für die *nahe Zukunft* wie den nächsten Monat, als auch für die *fernere Zukunft* wie in 2 Jahren gemeint.

Füllen Sie zunächst jeder für sich das Arbeitsblatt aus und unterscheiden Sie zwischen Zielen, die Sie *für sich alleine* erreichen wollen und Zielen, die Sie *gemeinsam* mit Ihrem Partner/Ihrer Partnerin erreichen wollen.

Versuchen Sie Ihre Ziele möglichst *konkret* zu formulieren und geben Sie sich genügend *Zeit*, das Ziel auch zu erreichen. Wenn Sie z. B. abnehmen möchten, wäre das Ziel in 4 Wochen 10 kg abzunehmen nicht realistisch. Lassen Sie sich Zeit dafür.

Ebenso ist die Formulierung *„Ich will mehr auf mich achten"*, nicht *konkret* genug. Das Ziel an sich ist prima, aber die Formulierung *zu global*. Was bedeutet es, wenn man mehr auf sich achtet? Woran merkt man, dass man auf sich achtet? Worauf wollen Sie ganz konkret achten? Beispielsweise könnte „auf sich achten" bedeuten, sich gesünder zu ernähren. Dann stellt sich die Frage, was es für Sie konkret bedeutet, sich gesünder zu ernähren? Mehr Obst zu essen, weniger Fleisch? Sie merken an diesem Beispiel, wie wichtig es ist, globale Ziele *konkreter* zu definieren und dann in *kleine Teilziele* aufzusplitten. Denn nur so können Sie Ihre *Ziele auch erreichen* und *überprüfen, ob Sie sich dem Ziel nähern*. Beispielsweise könnten folgende Teilziele formuliert werden: *„Ich werde darauf achten, dreimal täglich Obst oder Gemüse zu essen, indem ich z. B. zu jeder Mahlzeit einen kleinen Salat esse und Obst als Zwischenmahlzeit einsetze."*

Einige *Beispiele* für Ziele sind:

- *Patientin (Einzelziel):* Wieder regelmäßig (1-mal pro Woche) zur Gymnastik gehen. *Zielerreichung:* in den nächsten 2 Monaten
- *Partner (Paarziel):* Im Sommer gemeinsam in Urlaub fahren. *Zielerreichung:* Bis Januar Prospekte sichten, Februar buchen, Juli/August Urlaubsreise durchführen.

Arbeitsblatt 14: Ziele für die Zukunft

Für mich allein:

Wann möchte ich dieses Ziel erreicht haben?

Für uns als Paar:

Wann möchten wir dieses Ziel erreicht haben?

4.3 Verschiedene Wege Nähe, Intimität und Sexualität zu erleben

Nach der Diagnose Krebs konzentrieren sich zunächst alle Gedanken und Gefühle auf die anstehende medizinische Behandlung und das Überleben – das Thema *Sexualität* tritt für die meisten Menschen in dieser Situation in den *Hintergrund*. In der Erholungsphase und der Rückkehr in den Lebensalltag kehren für viele Menschen auch Themen wie Nähe, Intimität und Sexualität wieder in den Blickpunkt zurück. Einige Krebserkrankungen haben direkte Auswirkungen auf diese Bereiche und erfordern *eventuell Hilfestellungen*. Die Krebserkrankung und ihre Behandlung führen nicht selten zu vorübergehenden oder auch bleibenden *Veränderungen des Körperbildes*, die häufig mit Gefühlen wie Unsicherheit, Scham oder Ekel einhergehen können. Einige Frauen berichten, sich nicht mehr so attraktiv zu finden und Angst zu haben, von ihrem Partner abgewiesen zu werden. Sie vermeiden es, sich ihrem Partner unbekleidet zu zeigen und ziehen sich zurück. Das Akzeptieren der körperlichen Veränderungen erfordert Mut.

Fallbeispiel Frau K. über Sexualität

„Vor der Krebserkrankung gehörte Sex zu unserer Partnerschaft dazu. Nach der Operation und während der Chemotherapie war es uns aber überhaupt nicht wichtig. Ich war viel zu sehr mit den Nebenwirkungen beschäftigt. Aber als ich dann mit den Bestrahlungen fertig war, habe ich mir schon manchmal gewünscht, mein Mann würde mal wieder einen Versuch unternehmen, um mit mir zu schlafen. Aber das tat er nicht. Ich war schon enttäuscht darüber. Vielleicht hatte er ja so, wie ich jetzt aussah – mit operierter Brust und noch ohne Haare – auch einfach keine Lust. Besonders attraktiv fühlte ich mich ja selbst nicht.“

Fallbeispiel Herr K. über Sexualität

„Klar, dass Sexualität während der ganzen Behandlungen kein Thema für uns war. Meine Frau sollte sich erstmal von den Nebenwirkungen erholen. Als sie dann damit durch war und es ihr besser ging, hab ich schon das ein oder andermal gedacht, dass es doch schön wäre, auch mal wieder miteinander zu schlafen. Aber irgendwie habe ich mich nicht so recht getraut. Vielleicht hat sie ja doch noch Schmerzen? Ich will ihr ja auch nicht wehtun. Außerdem war ich unsicher, ob es ihr recht wäre, wenn ich ihre Brust berühre. Auf keinen Fall wollte ich sie drängen. Ich entschied mich dann erstmal abzuwarten – in der Hoffnung, dass von ihr ein Zeichen kommt.“

An diesem Beispiel sehen Sie, dass es auch beim Thema Sexualität wichtig ist, die *partnerschaftliche Kommunikation* aufrecht zu erhalten. Reden Sie mit Ihrem Partner/Ihrer Partnerin über Ihre Ängste und Sorgen, wie Sie es auch bei anderen Themen im Rahmen der Krebserkrankung getan haben. Es hat sich gezeigt, dass sexuelle Schwierigkeiten am ehesten dann zu bessern oder zu beseitigen sind, wenn man mit seinem Partner darüber spricht. Manchmal ist es so, dass die Frau das Gefühl hat, ihr Partner geht gar nicht richtig auf ihre Probleme ein. Sie ist dann enttäuscht und reagiert vielleicht mit Wut oder Rückzug. Der Partner hingegen weiß oft nicht, wie er sich verhalten soll und wartet erst einmal ab. Die Frau wertet das als Desinteresse und fühlt sich abgelehnt. Beide ziehen sich voneinander zurück, obwohl sie das Gegenteil wollen – einander nicht belasten, sondern schonen. Vermeiden Sie solche *Verständigungsprobleme* wie auch bei Ehepaar K., indem Sie *miteinander reden.*

Viele Ängste entstehen auch deshalb, weil Paare nicht wissen, was sie während und nach einer Krebsbehandlung erwartet. Daher ist es wichtig, wesentliche Fakten zum Thema Sexualität während und nach einer Krebserkrankung zu kennen und somit falsche Vorstellungen und Erwartungen auszuräumen und Mut für ein gemeinsames Gespräch zu machen.

4.3.1 Krebs und Sexualität

Die meist niederschmetternde Diagnose „Krebs" führt erst einmal dazu, dass sich alle Gedanken und Gefühle auf das Überleben konzentrieren. Bei den meisten Paaren ist das Thema Sex zunächst vollkommen untergeordnet, sie sind mit ganz anderen Dingen beschäftigt. Aber irgendwann ändert sich das wieder und Sexualität kommt Ihnen möglicherweise wieder öfter in den Sinn. Es ist völlig normal, wenn Ihre Lust auf Sex während oder auch nach der Behandlung vermindert oder vielleicht auch völlig verschwunden ist. Auch beim Partner kann die Lust auf intime Kontakte in der Zeit der Behandlung zurückgehen. Oft haben gerade Patientinnen in dieser Phase ein *verstärktes Bedürfnis nach Nähe und Zärtlichkeit* – aber ohne das Verlangen nach Geschlechtsverkehr. Manche Patientinnen haben jedoch Hemmungen, ihre Bedürfnisse gegenüber ihrem Partner zu zeigen, aus Sorge missverstanden zu werden, indem der Partner darin eine Aufforderung zum Geschlechtsverkehr sehen könnte.

Sexualität ist von Paar zu Paar und auch von Mensch zu Mensch *verschieden* – und das auch schon vor der Krebserkrankung. Für manche nimmt Sex einen großen Stellenwert ein, für andere ist es eher eine Nebensache. Einige Paare leben in sexuell erfüllten Partnerschaften, andere haben eher schwierige Beziehungen, in denen auch Sexualität problematischer ist. Trotz der vielen Unterschiede, ist eines den meisten Menschen in Bezug auf das Thema Sexualität gemeinsam: *„Man redet nicht darüber.“*

Eine Krebserkrankung kann ein Anlass sein, mit diesem Tabu zu brechen. Versuchen Sie gemeinsam mit Ihrem Partner/Ihrer Partnerin Antworten auf die folgenden Fragen zu finden: Wie drücken Sie gegenwärtig Nähe in Ihrer Partnerschaft aus? Genauso wie vor der Erkrankung oder anders? Haben Sie den Eindruck, dass es Ihnen im Moment leichter oder schwerer fällt? Versuchen Sie Gründe für diese Veränderungen zu finden. Wie möchten Sie zukünftig mit Sexualität oder auch Zärtlichkeit und Nähe in Ihrer Partnerschaft umgehen?

Bei all diesen Fragen ist es wichtig zu wissen, dass eine zufrieden stellende Sexualität mit einer guten Partnerschaftsqualität zusammenhängt, aber nicht damit gleichzusetzen ist. Es können auch sexuelle Probleme in einer zufriedenen Partnerschaft auftauchen, z. B. aufgrund der Nebenwirkungen von Behandlungen einer Krebserkrankung. Oft erlebt die Frau die Operation und die folgenden Behandlungen als *Angriff auf das Symbol ihrer Weiblichkeit und körperlichen Attraktivität.* Die Brust beispielsweise hat eine sexuelle Signalfunktion und bildet darüber hinaus eine wichtige Quelle für das Lustempfinden beider Partner. Nach einer Operation können Wund- und Narbenschmerzen, Taubheit oder auch eine Überempfindlichkeit auftreten. Frauen mögen es daher manchmal nicht, wenn der Partner sie genauso berührt wie vor der Operation. Darüber hinaus kann es vorkommen, dass die Frau die betroffene Brust als Fremdkörper betrachtet und diese somit auch aus emotionalen Gründen (und nicht nur aus körperlichen Empfindungsgründen) aus der gemeinsamen Sexualität ausnehmen möchte. Beispielsweise schauen sich einige Frauen auch nicht gerne nackt im Spiegel an. Sie vermeiden es und untersagen auch dem Partner, der operierten Brust in irgendeiner Form Aufmerksamkeit zu schenken. Frauen, die eine Eierstock- oder Gebärmutteroperation hinter sich haben, berichten häufig von Ängsten vor dem ersten Geschlechtsverkehr nach der Operation und Sorgen, dass das Eindringen in die Scheide Schmerzen verursachen oder aber ihr Lustempfinden durch die Entfernung der Eierstöcke oder Gebärmutter vermindert sein könnte. Auch auf Seiten der Partner finden sich häufig Ängste und Sorgen, ihrer Frau beim Geschlechtsverkehr unabsichtlich weh zu tun.

Die Krebsbehandlung kann einen direkten Einfluss auf die Sexualität haben. Einige Behandlungen stören den Hormonhaushalt (z. B. Chemotherapie), bei manchen Tumoren wird das Wachstum des Tumors durch die Ausschaltung der Eierstockfunktion gestoppt. Es ist wichtig, sich über mögliche Auswirkungen zu informieren. Kasten 3 gibt einen Überblick über Tumorerkrankungen der Frau und mögliche Auswirkungen auf die Sexualität.

Sexuelles Vergnügen ist aber nicht nur auf die Liebkosung der Genitalregion und den Geschlechtsverkehr beschränkt. Am ganzen Körper können lustauslösende Zonen entdeckt werden, wie z. B. Nacken, Ohren oder Rücken. Es ist sogar möglich, dass durch ausgiebige Reizung an solchen Stellen ein Orgasmus erzeugt werden kann.

Ein weiteres Problem entsteht, wenn einer Lust verspürt, der andere aber nicht. Lässt sich derjenige, der eigentlich keine Lust hat, trotzdem darauf ein, auch wenn es ihm/ihr keine Freude bereitet und vielleicht sogar Schmerzen? Wichtig ist hier, dass Sie miteinander sprechen, warum Sie im Moment keinen Geschlechtsverkehr haben wollen. Seien Sie offen und ehrlich.

Im *Alter* ist es häufig so, dass mit einer abnehmenden Hormonproduktion sich auch die sexuellen Bedürfnisse verringern. Das bedeutet aber nicht zwangsläufig, dass die altersbedingten körperlichen Veränderungen zu einem merklichen Nachlassen der sexuellen Bedürfnisse führen, denn für Sexualität gibt es keine Altersgrenze. Oft erhält Sexualität mit dem Alter eine andere Bedeutung. Das „Miteinanderschlafen“ wird oft als Ausdruck partnerschaftlicher Verbundenheit und der Befriedigung des Bedürfnisses nach Nähe und Zärtlichkeit empfunden.

Kasten 3: Tumorerkrankungen der Frau und mögliche Auswirkungen auf die Sexualität (Quelle: Krebspatientin und Sexualität. Ein Ratgeber für Betroffene und Angehörige. Südtiroler Krebshilfe und Krebsinformationsdienst, 2005).

Gebärmutter- oder Eierstockkrebs
a) Entfernung der Gebärmutter und/oder der Eierstöcke
Die *Entfernung der Gebärmutter* schränkt – rein körperlich – das sexuelle Empfinden der Frau *nicht* ein. Auch wenn die Scheide etwas verkürzt wurde, sind die für das sexuelle Lustempfinden wichtigen Bereiche wie Kitzler, Schamlippen und Scheideneingangsbereich genauso funktionsfähig wie vorher. Für die meisten Frauen bleibt auch der Orgasmus vom Gefühl her gleich. Falls die Scheide beim Geschlechtsverkehr nicht mehr als tief genug empfunden wird, kann die Frau für ihren Partner „die Scheide

verlängern", indem sie, nachdem der Partner in die Scheide eingedrungen ist, die Beine zusammenpresst oder mit ihrer Hand seinen Penis umfasst.

Es kann vorkommen, dass bei der Operation die zur *Harnentleerung* gehörenden Nerven verletzt wurden, so dass die Frau ihre Blase nicht mehr vollständig entleeren kann. Üblicherweise legt sich diese Beeinträchtigung nach einigen Wochen. Vor dem Geschlechtsverkehr sollten Sie sicherstellen, dass die Blase vollständig entleert ist.

Mit der *Entfernung der Eierstöcke* kommt es abrupt zum Verlust der Eierstockhormone (Östrogene) und es tritt damit der Zustand einer *künstlichen Menopause* ein. Schweißausbrüche, Hitzewallungen, Stimmungsschwankungen und Schlafstörungen können in unterschiedlich starkem Ausmaß auftreten. Auch ein kurzfristiges Nachlassen sexuellen Interesses kann vorkommen. Weiterhin kann es durch den Verlust der Östrogene zu *Trockenheit der Scheide* kommen. Die Verwendung von *Gleitcremes* – am besten ein Gel auf Wasserbasis, nicht parfümiert und ohne Farbstoffe – kann hier hilfreich sein. Verwenden Sie keine öl- oder fetthaltigen Cremes, da diese Entzündungen und Pilzerkrankungen fördern können. Das Gel sollten Sie auf die Penisspitze und um den Scheideneingang herum sowie in den Scheideneingang auftragen. Dieser Vorgang kann für manche Paare Teil des Vorspiels sein. Bei starker Trockenheit kann es nötig sein, nachzucremen.

Wurde nur ein Eierstock entfernt, so ist der Verbliebene in der Lage, ausreichend Östrogene zu produzieren, um das vorzeitige Einsetzen der Wechseljahre zu vermeiden.

b) Bestrahlung im Beckenbereich

Liegen die *Eierstöcke* im Bestrahlungsgebiet, lässt sich eine dauerhafte Schädigung der Eierstöcke oft nicht vermeiden, was mit einer Einstellung der Hormonproduktion einhergehen kann. Bei Frauen vor den Wechseljahren wird die Menstruation ausbleiben und die hormonelle Situation der Wechseljahre eintreten (siehe oben).

Die Bestrahlung kann zudem die *Scheidenschleimhaut* beeinträchtigen, so dass die Haut wie bei einem Sonnenbrand gerötet wird und einige Wochen lang sehr berührungsempfindlich sein kann. Nach Abklingen der Reizung beginnt die Vernarbung, d. h. die Scheidenwand wird pergamentartig rau und die Elastizität lässt nach.

Durch die Bestrahlung kann weiterhin die *Haut* verletzbarer werden, so dass beim oder nach dem Geschlechtsverkehr leichte Blutungen auftreten können, obwohl kein Schmerz zu spüren war.

Brustkrebs

a) Operation der Brust

Wenn die Krankheitssituation es ermöglicht, wird heutzutage in erster Linie *brusterhaltend* operiert. Der *Verlust der Brust* ist für viele Frauen *sehr belastend* und kann mit Depressivität, Selbstwertstörungen und auch sexuellen Störungen einhergehen. Viele Frauen haben das Gefühl, an Attraktivität verloren zu haben und fühlen sich in ihrer Weiblichkeit verändert. Ängste, dass der Partner sie nicht mehr sexuell anziehend findet, kommen dazu. Diese Angst wird geschürt durch den zentralen Stellenwert, den die Brust als Sexualsymbol in unserer Gesellschaft einnimmt. Brüste und Brustwarzen sind für viele Frauen Quelle von sexuellem Vergnügen und das Streicheln ist bei vielen Paaren wesentlicher Bestandteil des Vorspiels.

Nach einer Operation können Taubheitsgefühle, Missempfindungen oder Schmerzen an der operierten Brust auftreten, deren Ursachen durchtrennte Nerven und/oder verstärkte Spannung der Haut infolge des Gewebeverlustes sind. Hier können frühzeitige krankengymnastische Übungen helfen.

Bei *wiederkehrenden Schmerzen an der Brustwand oder im Schulterbereich* sollten Sie diese Bereiche beim Geschlechtsverkehr schonen, indem Sie sie mit einem Kissen stützen und Stellungen vermeiden, bei denen Gewicht auf dem Arm oder der Brustwand lastet.

b) Bestrahlung der Brust

Es können *Rötungen* oder *Schwellungen* der Haut auftreten, wie bei einem starken Sonnenbrand. Längerfristig kann die Brust auch narbig verhärten und die Pigmentierung der Haut sich verändern.

Chemotherapie

Die Chemotherapie hat auch Auswirkungen auf den *Hormonhaushalt*. Die Funktion der Eierstöcke kann beeinträchtigt werden, so dass die Hormonproduktion mehr oder weniger stark vermindert wird. Durch den Östrogenabfall können *Wechseljahrsbeschwerden* (siehe oben) auftreten. In Bezug auf die Sexualität sind hier insbesondere *Scheidentrockenheit* und *Enge der Scheide* während des Geschlechtsverkehrs zu nennen. Da die innere Auskleidung der Scheide bei Östrogenmangel dünner wird, kann es beim Geschlechtsverkehr auch häufiger zu *leichten Blutungen* kommen, die allerdings kein Anlass zur Beunruhigung sein sollten. Möglich sind auch *Entzündungen der Scheidenschleimhaut*, so dass die Scheide gerötet ist und Beeinträchtigungen der schützenden normalen Keimbesiedelung der Scheide Infektionen begünstigen können. Schmerzen, Juckreiz und Ausfluss sind erste Hinweise auf eine Veränderung der Scheidenschleimhaut. Zur *Vorbeugung* sollten Sie auf Slipeinlagen und Nylonstrumpfhosen verzichten und stattdessen lieber auf weite Kleidung, Baumwollunterwäsche und regelmäßige Intimhygiene ohne Seife oder Intimlotion achten.

Die Nebenwirkungen einer Chemotherapie *dämpfen* meistens das Entstehen *sexueller Lust*, da Haarausfall, Port etc. das Selbstbild der Frau enorm beeinträchtigen und zu einer Abnahme des körperliche Attraktivitätsempfindens führen.

Hormontherapie

Um das Ziel der Hormontherapie – den hormonabhängigen Tumorzellen Östrogene zu entziehen und damit deren Wachstum zu stoppen – zu erreichen, stehen verschiedene Therapieformen zur Verfügung. Bei Frauen *vor den Wechseljahren* können die Eierstöcke entfernt oder bestrahlt werden, damit diese keine Östrogene mehr produzieren. Die Produktion der Hormone in den Eierstöcken kann auch durch Medikamente (*Gn-RH Analoga wie z. B. Zoladex oder Anti-Östrogene wie z. B. Tamoxifen*) verhindert werden. Beide verhindern nicht die Bildung der Östrogene, sondern dass der Tumor die im Blut zirkulierenden Östrogene für sich nutzen kann. *Gestagene* dagegen hemmen das Tumorwachstum dadurch, dass sie die Wirkung der Östrogene vermindern. Östrogene werden auch an anderen Orten im Körper – allerdings in geringen Mengen – produziert. *Aromatasehemmer* (*z. B. Anastrozol*) blockieren diesen Vorgang.

Eine Hormontherapie führt zu *Wechseljahrsbeschwerden*, die das Lustempfinden der Frau stören können. Ansonsten wird die Frau durch die verlorene Östrogenwirkung in ihrem sexuellen Verlangen aber kaum beeinträchtigt, da dieses weitestgehend von den Östrogenen unabhängig ist. Auch Orgasmen sind nach wie vor möglich.

4.3.2 „Let's talk about Sex ..."

Viele Paare haben Sorgen vor dem *„ersten Mal"* nach der Erkrankung. Manche setzen sich unter Druck oder haben Angst, den Partner zu enttäuschen. Das Bemühen um sexuelle Erregung oder das Erzwingen sexuellen „Funktionierens“ kann zu Leistungsdruck, gespannter Erwartung und Versagensangst führen. Hinzu kommen Probleme mit dem eigenen Aussehen. Sexuelle Erregung bleibt aus und es kann zu Verkrampfung führen. Ein typischer Weg zum Misserfolg. Dies führt wiederum zu Resignation und Vermeidung, d. h. es findet keine sexuelle Annäherung mehr statt. Um diesen *Teufelskreis* (vgl. Abbildung 4) zu vermeiden, kann es zunächst einmal hilfreich sein, alleine herauszufinden, wie Ihre sexuelle Empfindungsfähigkeit ist, indem Sie erkunden, welche Bedürfnisse Sie haben, an welchen Stellen der Körper auf Zärtlichkeiten reagiert, wo Lust ausgelöst wird (oder wo auch eben nicht) und wie ein Orgasmus erlebt wird.

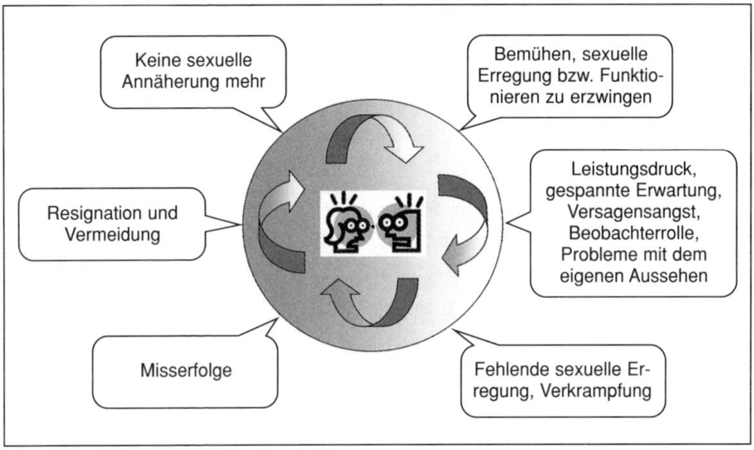

Abbildung 4: Teufelskreis Sexualität

Sexualität ist dann am schönsten und erfüllendsten, wenn beide Partner ihre Wünsche verwirklichen können und jeder weiß, was der andere will und was nicht und darauf auch Rücksicht nimmt. Diese Wünsche und Bedürfnisse können aber nur dann erfüllt werden, wenn Sie sich als Paar über Ihre gemeinsame Sexualität offen miteinander austauschen und aufeinander eingehen. Demzufolge ist die *Kommunikation* mit Ihrem Partner/Ihrer Partnerin sehr wichtig. Oft ist es so, dass Paare bisher nie richtig über das Thema Sexualität gesprochen haben. Daher ist es häufig nicht so einfach, jetzt über dieses Thema offen zu sprechen. Die *„Übungskarten Sexuelle Kommunikation“* (vgl. Arbeitsblatt 15 auf Seite 115) können Ihnen dabei helfen, dieses Thema *„spielerisch“* anzugehen und vielleicht für Ihre Partnerschaft neue Wege der Intimität und Nähe zu finden.

In Übung 25 geht es darum, dass sich jeder von Ihnen mit seinen individuellen Normen und Erwartungen an Sexualität auseinandersetzt und diese seinem Partner/seiner Partnerin mitteilt. Jeder von Ihnen soll die Übung „Übungskarten Sexuelle Kommunikation" zunächst für sich alleine machen, danach dem Partner erklären, warum er die Begriffe so angeordnet hat. Der Partner hat dann Gelegenheit, Fragen zu stellen oder Anmerkungen zu machen, so dass ein Gespräch über Sexualität zustande kommt.

Übung 25: Übungskarten Sexuelle Kommunikation

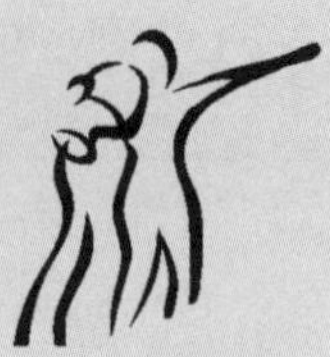

Nehmen Sie das *Arbeitsblatt 15* (vgl. Seite 115) zur Hand und schneiden Sie die Begriffe aus. Das Arbeitsblatt enthält auch 2 Blankofelder, in die Sie Begriffe eintragen können, die in der Liste nicht aufgeführt sind. Sie sollten das Blatt vervielfältigen, so dass jeder von Ihnen einen Satz Übungskarten zur Verfügung hat.

Breiten Sie jeder für sich die Begriffe vor sich aus. Ihre Aufgabe besteht nun darin, aus den Wörtern, die *für Ihre Sexualität wichtig* sind, ein *Haus* (optional einen Baum) zu legen, wobei den Karten, mit denen Sie die Grundmauer errichten, eine wichtigere Bedeutung zukommt als z. B. frei austauschbaren Zwischenwänden.

Sie müssen *nicht alle Karten verwenden.*

Erklären Sie im Anschluss Ihrem Partner/Ihrer Partnerin Ihr Haus (Ihren Baum) und geben Sie ihm/ihr *Raum für Fragen oder Anmerkungen*, so dass ein *Gespräch über Sexualität* entsteht.

Danach tauschen Sie die Rollen.

Bei dem Gespräch über Sexualität sollten Sie auf Folgendes achten:
- Gibt es einen Unterschied zwischen dem Haus/Baum, das Sie jetzt gelegt haben zu einem Haus/Baum, das Sie vor der Krebserkrankung gelegt hätten?
- Gibt es eine unterschiedliche Gewichtung von Begriffen innerhalb des Hauses?
- Welche Rolle spielt(e) die Brust in der Sexualität?
- Welche Rolle spielen Fortpflanzung/Kinderwunsch?
- Wie sehr unterscheiden sich die Häuser/Bäume, die Sie beide jeder für sich gelegt haben, voneinander?

Arbeitsblatt 15:	Übungskarten Sexuelle Kommunikation (modifiziert nach Thurmeier, Engl & Hahlweg, 1995)
Vertrauen	Geborgenheit
Glück	Schwangerschaft
Lust	Fantasie
Rücksicht	Empfängnisverhütung
Hingabe	Einfühlungsvermögen
Zeugung	Sinnlichkeit
Liebe	Verständnis
Kinderwunsch	Attraktivität
Verantwortung	Verzicht
Kommunikation	Geduld
Körperkontakt	Kreativität
Stimmung	Begehren
Erotik	Orgasmus
Treue	Zärtlichkeit
Entspannung	Freiheit
Humor	Brust

Wenn Sie die Übung zur Sexuellen Kommunikation mit Ihrem Partner/Ihrer Partnerin durchgeführt haben, haben Sie den vierten Schritt dieses Ratgebers erfolgreich abgeschlossen.

4.4 Zusammenfassung Schritt 4

Im *vierten* Schritt dieses Ratgebers haben Sie

- Veränderungen durch die Krebserkrankung in Ihrem Leben identifiziert,
- auch einige positive Aspekte Ihrer Erfahrung mit der Krebserkrankung kennengelernt,
- erkannt, welchen Einfluss die Krebsdiagnose und Behandlung auf die eigenen und die partnerschaftlichen (langfristigen) Ziele hatte,
- die wichtigsten individuellen und partnerschaftlichen (langfristigen) Ziele identifiziert,
- häufige sexuelle Probleme und Schwierigkeiten mit dem Körperbild in Verbindung mit der Diagnose und Behandlung diskutiert und die Rolle von psychologischen und medizinischen Einflussfaktoren bei ihrer Entstehung kennengelernt.

Während der ersten vier Schritte dieses Ratgebers befinden Sie oder Ihre Frau sich wahrscheinlich noch in der akuten medizinischen Behandlung oder haben diese gerade abgeschlossen. Sie haben in diesem Ratgeber bis jetzt viele Strategien und Maßnahmen kennengelernt, mit deren Hilfe Sie diese Zeit gemeinsam als Paar (besser) bewältigen können. Nutzen Sie die folgenden Wochen und Monate, um die Dinge, die Sie als hilfreich für sich und Ihre Partnerschaft identifiziert haben, auszuprobieren und in Ihren Alltag zu integrieren. Denken Sie daran: Dies ist ein *Prozess* und der benötigt *Zeit*. Setzen Sie sich dabei nicht zu sehr unter Druck. Es ist nicht zu erwarten, dass innerhalb weniger Wochen alle Schwierigkeiten bearbeitet und gelöst sind. Insbesondere die Einhaltung der Kommunikationsregeln erfordert Übung. Aber, wenn Sie es schaffen, sich in einigen Gesprächen an die Regeln zu halten, sind Sie schon einen großen Schritt in Ihrer partnerschaftlichen Kommunikation vorangekommen. Beachten Sie vorwiegend die Fortschritte, die Sie allein und vor allem gemeinsam als Paar machen und nicht das, was sich noch nicht verändert hat.

Wir empfehlen Ihnen, nach einiger Zeit – 3 bis 6 Monaten – zu überprüfen, wie weit Sie sich in „Ihrem Prozess“ befinden.

4.5 Übungen

Übung 26: Positive Aspekte

Versuchen Sie die *positiven Aspekte*, die Sie mit Hilfe von Arbeitsblatt 13 (vgl. Seite 102) identifiziert haben, beizubehalten.

Übung 27: Ziele

Behalten Sie Ihre *Ziele*, die Sie mit Hilfe von Arbeitsblatt 14 (vgl. Seite 105) identifiziert haben, im Auge. Nehmen Sie sich von Zeit zu Zeit das Arbeitsblatt zur Hand und überprüfen Sie, ob Sie sich bezüglich der Zielerreichung noch „auf Kurs“ befinden oder aber, ob Sie Ziele neu definieren müssen, da Sie festgestellt haben, dass Sie sie in ihrer ursprünglichen Form nicht beibehalten können.

Übung 28: Sexuelle Kommunikation

Führen Sie die Übung 24 „Übungskarten Sexuelle Kommunikation“ (vgl. Seite 115) durch, um einen ersten Einstieg in ein Gespräch über Sexualität zu bekommen. Bleiben Sie mit Ihrem Partner auch darüber hinaus im Gespräch. Tauschen Sie sich über Ihre sexuellen Erfahrungen aus und sprechen Sie über Wünsche und Bedürfnisse.

Übung 29: Praktische Unterstützung

Nehmen Sie sich die „Füreinander-Liste“ (Arbeitsblatt 1 und 2 auf Seite 32 und 33) aus Schritt 1 und wählen Sie erneut Dinge aus, die Sie sich von Ihrem Partner/Ihrer Partnerin wünschen. Patientinnen dürfen sich bis zu 5 Dinge aussuchen, Partner bis zu 2. Sie können sich die gleichen Dinge wünschen, wie bereits in

Schritt 1, 2 oder 3. Es kann aber auch sein, dass sich Ihre Bedürfnisse verändert haben und Sie sich etwas Neues aussuchen möchten.

- Führen Sie die unterstützenden Verhaltensweisen aus, die Sie sich aus der „Füreinander-Liste" ausgesucht haben.
- Geben Sie Ihrem Partner/Ihrer Partnerin Rückmeldung für jede unterstützende Verhaltensweise, ob sie hilfreich war oder nicht.

Übung 30: Entspannung

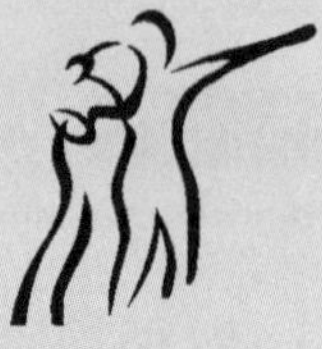

Üben Sie z. B. mit Hilfe von Entspannungs-CDs Ihre *Entspannungsübung* als Paar oder auch allein.

- Beachten Sie dazu auch die Tipps zur Entspannung auf Seite 35.
- Führen Sie Ihr Entspannungstagebuch (Arbeitsblatt 3, vgl. Seite 36).
- Loben und ermutigen Sie sich gegenseitig fürs Üben.
- Denken Sie daran, das Erlernen von Entspannung benötigt Zeit und Übung.

Üben Sie auch weiterhin bei allen Übungen die *Einhaltung der Kommunikationsregeln* aus Schritt 1.

4.6 Weiterführende Literatur

Cox, T. (2007). *Superhotsex*. München. Dorling Kindersley.

Paget, L. (2005). *Die perfekte Leidenschaft. 365 Tipps und Techniken, die sie und ihn verrückt machen*. Leipzig: Goldmann.

Paget, L. (2001). *Der perfekte Liebhaber. Sextechniken, die sie verrückt machen*. Leipzig: Goldmann.

Paget, L. (2001). *Der Super Orgasmus. Höhepunkte zum Abheben*. Leipzig: Goldmann.

Paget, L. (2000). *Die perfekte Liebhaberin. Sextechniken, die ihn verrückt machen*. Leipzig: Goldmann.

Südtiroler Krebshilfe (2005). *Krebspatientin und Sexualität. Ein Ratgeber für Betroffene und Angehörige*. Bozen: Südtiroler Krebshilfe.

5. Es geht weiter ...

Sie haben im Rahmen dieses Trainings eine Reihe von Fertigkeiten erlernt, von denen wir hoffen, dass sie Ihnen die Bewältigung der Krebserkrankung erleichtert haben und die Sie auch in anderen zukünftigen stressreichen oder belastenden Lebenssituationen anwenden können. Neben den Hauptkomponenten des Trainings wie

1. partnerschaftlicher Unterstützung (emotional und praktisch),
2. bewältigenden Selbstgesprächen,
3. Umgang mit der Familie,
4. Aktivitätenaufbau,
5. Intimität und Sexualität und
6. Zielsetzungen

gehört die *Kommunikation* zu den wichtigsten Fertigkeiten und zieht sich wie ein roter Faden durch alle Bereiche.

Die Erfahrungen der Krebserkrankung haben Sie vielleicht verändert oder Ihre Sichtweise der Dinge und Ihre Prioritäten verschoben. Sie haben sich vielleicht auch neue Ziele gesteckt, die Ihnen wichtig sind. Viele Paare berichten, dass ihnen nach einer solchen Erfahrung *„Zeit"* sehr wichtig geworden ist und dass ihnen die Erkrankung die Möglichkeit gegeben hat, etwas in ihrem Leben zu verändern. Häufig ist es jedoch so, dass man schnell wieder in seinen alten „Trott" verfällt und die Dinge, die einem vielleicht noch vor drei oder sechs Monaten, als die Bedrohung durch die Erkrankung noch präsenter war, besonders wichtig erschienen und die man in seinem Leben unbedingt ändern wollte, im Alltag untergegangen sind.

Wenn Sie jetzt – nach einiger Zeit – noch einmal zurückblicken auf den Zeitpunkt der Diagnose, Ihre Gefühle und Gedanken damals, dann die medizinische Behandlung mit ihren Hürden und Schwierigkeiten und wie Sie damit umgegangen sind, fallen Ihnen vielleicht auch Aspekte ein, die Sie jetzt im Nachhinein als positiv und als Stärke ansehen. Für die weitere Genesung und Erholung ist es wichtig, auch die positiven Aspekte zu betrachten. Blicken Sie dazu noch einmal auf Schritt 4 „Positive Aspekte" zurück und ergänzen Sie das Arbeitsblatt 13 (vgl. Seite 102) um eventuell neue Aspekte, die Ihnen erst jetzt – mit etwas Abstand – aufgefallen sind.

Auch das Arbeitsblatt 14 (vgl. Seite 105) sollten Sie hin und wieder ansehen, um zu überprüfen, wie weit Sie im Prozess der Zielerreichung fortgeschritten sind. Haben Sie es geschafft, die gesteckten Ziele zu erreichen? Konnten Sie verhindern, wieder in die alte Routine zu fallen?

Auch zukünftig kann es schwierige Situationen geben – egal ob im Zusammenhang mit der Krebserkrankung oder auch nicht – bei denen Ihnen die Strategien, die Sie in diesem Ratgeber kennen gelernt haben, weiterhelfen können. Ein einschneidendes Lebensereignis kann auch als Chance begriffen werden, das eigene Leben neu zu überdenken und neu wertschätzen zu lernen. Der Weg dahin ist meist mit viel Anstrengung verbunden. Wir hoffen, dass wir Ihnen mit diesem Ratgeber diesen Weg – sowohl als Einzelperson als auch als Paar – ein wenig erleichtern konnten.

Literatur

Bodenmann, G. (2004). *Verhaltenstherapie mit Paaren*. Bern: Huber.

Heinrichs, N. & Zimmermann, T. (2008). *Bewältigung einer gynäkologischen Krebserkrankung in der Partnerschaft: Ein psychoonkologisches Behandlungsprogramm für Paare*. Göttingen: Hogrefe.

Riedesser, P. & Schulte-Markwort, M. (1999). Kinder körperlich kranker Eltern: Psychische Folgen und Möglichkeiten der Prävention. *Deutsches Ärzteblatt, 96*, 38.

Thurmeier, F., Engl, J. & Hahlweg, K. (1995). *Ehevorbereitung – Ein partnerschaftliches Lernprogramm EPL. Kursleitermanual.* München: Verlag Institut für Forschung und Ausbildung in Kommunikationstherapie e. V.

Watzlawick, P. (1983). *Anleitung zum Unglücklichsein*. München: R. Piper & Co.

Anhang

Internetlinks

Allgemeines zum Thema Krebs

- Deutsche Krebsgesellschaft: www.krebsgesellschaft.de
- Deutsche Krebshilfe: www.krebshilfe.de
- Krebsinformationsdienst: www.krebsinformation.de
- INKA – Das Informationsnetz für Krebspatienten und Angehörige: www.inkanet.de
- Onkologisches Forum: www.onkologisches-forum.de
- Arbeitsgemeinschaft Deutscher Tumorzentren: www.tumorzentren.de
- Deutsches Krebsforschungszentrum: www.dkfz-heidelberg.de
- Krebskompass: www.krebs-kompass.de

Informationen zum Thema Brustkrebs

- www.brustkrebs-info.de
- www.brustkrebs-web.de
- www.brustkrebs.net
- www.mammamia-online.de (MammaMia – Das Brustkrebsmagazin)
- www.brustkrebs-studien.com/index.html
- www.senologie.org (Deutsche Gesellschaft für Senologie)
- Brustkrebs-Kompetenz: www.brustkrebs-kompetenz.de

Anleitungen zur Brust-Selbstuntersuchung

- www.sicher-fuehlen.de
- www.brust-check.de

Informationen zum Thema Gebärmutter-, Gebärmutterhals- und Eierstockkrebs

- Uniklinik Jena: www2.uni-jena.de/ufk/Zervixinfo/start.html
- Forum für Frauen mit Eierstockkrebs: www.eierstockkrebs-forum.de

Selbsthilfegruppen und Patienten-Informationen

- Nationale Kontakt- und Informationsstelle zur Anregung und Unterstützung von Selbsthilfegruppen: www.nakos.de/site
- Frauenselbsthilfe nach Krebs: www.frauenselbsthilfe.de
- Mammazone: www.mamazone.de/mamazone.html
- PINK: www.brustkrebs24.info
- Lebenswert – eine Initiative für Krebspatienten: www.vereinlebenswert.de
- Lebensmut – Leben mit Krebs: www.lebensmut.org
- Frauen mit Brustkrebs: www.mammanetz.de

Informationen über die medizinische Behandlung

Im Folgenden finden Sie eine Reihe von Informationsblättern mit Tipps für die medizinische Behandlung und im Umgang mit den eventuell auftretenden Nebenwirkungen:

- Chemotherapie
- Bestrahlungstherapie
- Hormontherapie
- Tipps im Umgang mit den Nebenwirkungen oder körperlichen Problemen der medizinischen Therapie
- Alternative Therapiemethoden

Chemotherapie

= Behandlung mit Stoffen, die das Zellwachstum hemmen.

Eine unkontrollierte Vermehrung ist typisch für Tumorzellen. Dies stellt eine für den Körper gefährliche Eigenschaft dar, macht Krebszellen aber auch verwundbar. Bestimmte Medikamente, sog. Zytostatika, stören den Teilungsprozess der Zellen und verhindern damit eine weitere Vermehrung.

Am intensivsten wirkt die Chemotherapie auf Zellen, die sich sehr schnell teilen. Ziel der Behandlung ist es also, eventuell noch im Körper befindliche Krebszellen zu bekämpfen und damit sowohl Metastasen, d. h. neue Tumore in anderen Körperregionen, als auch sog. Lokalrezidive in der Nähe des Primärtumors zu verhindern.

Zytostatika wirken leider nicht nur auf Tumorzellen, sondern auch auf andere Körperzellen, die sich schnell teilen, z. B. auf die blutbildenden Zellen des Knochenmarks, auf die Schleimhäute des Verdauungstraktes oder auch auf Haarwurzelzellen.

Die Beeinträchtigung der Produktion von Blutzellen schädigt vor allem das Immunsystems, so dass es vermehrt zu Infektionen und Entzündungen kommen kann. Versuchen Sie daher, bestimmte Ansteckungsrisiken möglichst zu vermeiden, wie z. B. größere Menschenansammlungen oder Personen, die krank sind (z. B. Infekte haben). Aufgrund der angegriffenen Schleimhäute in Magen und Darm kann es zu Übelkeit kommen, diese kann aber medikamentös sehr gut behandelt werden. Einige Patientinnen klagen auch über Appetitlosigkeit oder über Geschmacksveränderungen.

Diese Nebenwirkungen sind aber, genauso wie der in vielen Fällen auftretende Haarausfall, nur vorübergehend und gehen nach Beendigung der Behandlung wieder zurück.

Bestrahlungstherapie

= Zerstörung des Tumors durch Strahlung.

Bei der Bestrahlung wird durch gezielte Anwendung von Strahlen aus einem Bestrahlungsgerät die Zellteilung gestört. Strahlung ist eine *Wachstumsbremse* für lebendes Gewebe. Die DNS Struktur wird verändert, so dass die Zelle ihre Teilungsfähigkeit verliert und im Laufe der Zeit abstirbt.

Das *zelleigene Reparatursystem* (bestimmte Enzyme schneiden defekte Stellen aus der DNS und ersetzen sie) ist im gesunden Gewebe wesentlich ausgeprägter als bei vielen Tumoren, so dass die schädigende Wirkung der Strahlung weit mehr Einfluss auf den Tumor nimmt als auf die ihn umgebenden gesunden Organe, d. h. das gesunde Gewebe erholt sich meist wieder von der Bestrahlung, wohingegen die Krebszellen so weit geschädigt bzw. zerstört werden, dass sich ein erneutes Tumorwachstum und damit u. U. auch die Metastasenbildung verhindern lässt. Die Reparaturen im Normalgewebe benötigen eine bestimmte Zeit, daher wird die gesamte Strahlendosis in mehrere Einzelsitzungen (Fraktionen) aufgeteilt. Tumorzellen sterben ab und werden von den Makrophagen (Fresszellen) zerlegt und entfernt.

Je kleiner die Einzeldosis, umso verträglicher ist die Therapie und umso geringer das Risiko bleibender Spätkomplikationen. *Beispiel:* Sonnenbad von vielen Stunden verursacht einen schweren Sonnenbrand, läuft man hingegen nur für ein paar Minuten durch die Sonne, so ist dies meist gut verträglich.

Eine *große Anzahl von Einzelbestrahlungen* ist also nicht als besonders aggressive Therapie zu betrachten, sondern ist *besonders schonend.*

Empfehlungen für die Zeit der Bestrahlung:
- Tun Sie, was Ihnen Spaß macht.
- Bestrahlte Haut ist empfindlich, daher schonen Sie sie. Vermeiden Sie hautreizendes Seifen, Bürsten, Frottieren, Deo, Parfum, Pflaster etc., ebenso mechanische Belastungen wie Reiben, Kratzen, beengende und scheuernde Kleidungsstücke etc.
- Vermeiden Sie Kleidung mit Synthetik-Stoffen, da diese zu vermehrtem Schwitzen führen. Gut geeignet sind Baumwolle oder Seide.
- Auf Saunabesuche sollten Sie verzichten.
- Vermeiden Sie direkte Sonneneinstrahlung im Bereich des Bestrahlungsfeldes. Verwenden Sie keine Sonnenschutzcremes.
- Bei Bestrahlungen im Bereich des Beckens sind regelmäßige Scheidenpflege und Sitzbäder (mit Kamillenlösung) empfehlenswert.

Vorurteile und Wirklichkeit der Strahlentherapie:

- *Radioaktive Verseuchung?* Weder strahlt der Betroffene, noch gelangen radioaktive Strahlen in seinen Körper.
- *Bestrahlung verursacht Krebs?* Das Strahlenfeld ist exakt begrenzt und die Dosis konzentriert sich fast ausschließlich auf diesen Bereich. Das Risiko durch eine solche Behandlung 10 bis 30 Jahre später an einem Zweittumor zu erkranken, liegt im Promillebereich.
- *Strahlenkater?* Übelkeit oder Abgeschlagenheit sind selten, da die Bestrahlung nur dort wirkt, wo sie eingesetzt wird.
- *Verbrennungen?* Hautreaktionen (Sonnenbrand) sind die Ausnahme.

Hormontherapie

= Bremsen des Krebswachstums durch Hormonentzug.

Körpereigene Hormone können auf Zellen bestimmter Organe eine wachstumsfördernde Wirkung ausüben. Die Zellen der Organe, die durch Hormonwirkungen beeinflusst werden, haben Bindungsstellen (*Rezeptoren*) für das Hormon. Auch Tumorzellen, die durch bestimmte Veränderungen aus normalen Zellen des jeweiligen Organs entstehen, haben in vielen Fällen *Hormonrezeptoren* und werden demnach durch Hormonwirkung in ihrem Wachstum gefördert. Die Wegnahme dieses hormonellen Wachstumsreizes hat bei einigen Krebserkrankungen günstige Wirkungen: Sie kann das Tumorwachstum unter Umständen über längere Zeit stoppen. Alle Behandlungsmaßnahmen, die körpereigene Hormonwirkungen unterdrücken, werden als Hormon- oder endokrine Therapie bezeichnet.

Voraussetzung für eine Hormontherapie ist in der Regel der Nachweis von Hormonrezeptoren im Tumorgewebe. Dieser Nachweis ist anhand feingeweblicher Untersuchungen möglich. Vor allem Brustkrebs, Gebärmutterkörperkrebs und Prostatakrebs werden durch körpereigene Hormone beeinflusst: Bei Brust- und Gebärmutterkrebs übt das weibliche Hormon *Östrogen* die wachstumsfördernde Wirkung aus.

Bei *Brustkrebs* werden *vor dem Ende der Wechseljahre* die in diesem Lebensabschnitt noch aktiven Eierstöcke als Bildungsstätte von Östrogen ausgeschaltet. Während dies früher durch operative Entfernung oder Bestrahlung erfolgte, besteht heute die Möglichkeit, die Östrogenbildung medikamentös zu unterdrücken, so dass die Eierstöcke kein Östrogen mehr produzieren, solange die Therapie andauert. Dies entspricht einer künstlichen Menopause. Durch Absetzen der Therapie kann dieser Effekt wieder rückgängig gemacht werden.

Wenn die *Menopause bereits eingetreten* ist und die Eierstöcke kein Östrogen mehr produzieren, wird das Hormon noch im Fettgewebe gebildet. Die Wirkung kann dann durch einen Gegenspieler des Östrogens (*Antiöstrogen*) blockiert werden, oder man hemmt ein spezielles Enzym, die *Aromatase*. Auch *Gestagene* bewirken unter anderem eine Senkung des Östrogenspiegels im Blut.

Die Gabe von Gestagenen wird bei Krebs der *Gebärmutterschleimhaut* als Therapie erster Wahl eingesetzt. Versagt diese Behandlung, kommen als nächster Schritt Antiöstrogene und Aromatasehemmer in Frage (Quelle: www.krebsinformation.de).

Tipps im Umgang mit Nebenwirkungen oder körperlichen Problemen der medizinischen Therapie

Die Auflistung der folgenden Nebenwirkungen (in alphabetischer Reihenfolge) soll Sie nicht verunsichern. Es gibt viele mögliche Nebenwirkungen, d. h. aber *nicht*, dass Sie unbedingt viele oder alle der hier genannten Nebenwirkungen entwickeln müssen. Bei den meisten Betroffenen tritt nur ein *Bruchteil* der Nebenwirkungen auf und sie kommen gut mit der Therapie und den Nebenwirkungen klar.

Im Folgenden finden Sie mögliche Nebenwirkungen und Tipps, wie Sie damit umgehen können. Sie werden feststellen, dass es je nach Art der Nebenwirkung hilfreich sein kann, ein bestimmtes Vorgehen zu wählen oder auch nicht. Zum Beispiel sollten Sie bei Blähungen Schwarztee vermeiden, wohingegen dieser Tee bei Durchfall gut geeignet ist. Am besten ist es sicherlich, verschiedene Dinge auszuprobieren. Nur so können Sie herausfinden, was Ihnen persönlich gut tut.

Abwehrschwäche

Durch eine Chemotherapie kann die Bildung von Abwehrzellen des Knochenmarks (v. a. weißer Blutzellen = Leukozyten), der roten Blutkörperchen und auch der Blutplättchen, die für die Blutgerinnung hauptverantwortlich sind, vorübergehend verzögert bzw. eingeschränkt sein:

- Ernähren Sie sich ausgewogen und nicht einseitig.
- Trinken Sie frisch gepresste Obst- und Gemüsesäfte.
- Essen Sie kein ungeschältes Obst oder Gemüse.
- Sorgen Sie für ausreichende Ruhe- und Schlafpausen.
- Halten Sie sich von Menschen mit Infekten wie Grippe, Husten, Schnupfen oder ansteckenden Krankheiten fern.
- Meiden Sie große Menschenansammlungen und Gedränge, z. B. öffentliche Verkehrsmittel.
- Meiden Sie Kontakt zu Tieren. Verzichten Sie auf innige Zärtlichkeiten mit Ihrem Haustier.
- Achten Sie besonders auf Ihre Körperhygiene.
- Waschen Sie sich mehrmals täglich die Hände.
- Tragen Sie bei Küchen- und Gartenarbeiten Handschuhe, um sich vor Verletzungen zu schützen.
- Duschen Sie lieber, als ein Vollbad zu nehmen, um die Gefahr von Infektionen zu reduzieren.
- Vermeiden Sie Verletzungen der Schleimhäute wie z. B. im Mund- und Afterbereich.

- Lassen Sie sich während dieser Zeit nicht impfen.
- Eine Ihrem körperlichen Zustand angemessene Betätigung wie z. B. spazieren gehen wirkt sich günstig auf das Allgemeinbefinden aus.

Appetitlosigkeit

- Der Appetit kommt mit dem Essen!
- Ausreichend lüften und Essensgerüche vermeiden.
- Kleine Portionen ansprechend zubereiten.
- Beim Essen ablenken oder in Gesellschaft essen.
- Vor dem Essen bewegen, z. B. durch Spaziergänge.
- Essen Sie dann, wenn Sie Lust dazu haben, auch wenn das außerhalb der „Essenszeiten" liegt.
- Zwingen Sie sich nicht zum Essen.
- Probieren Sie verschiedene Dinge aus, die Ihnen schmecken und bekommen.
- Verwöhnen Sie sich mit Ihren Lieblingsgerichten.
- Lassen Sie für sich kochen.
- Essen Sie nichts, das bei Ihnen ein Völlegefühl bewirkt oder blähend wirkt.
- Lindern Sie unangenehmen Geschmack im Mund durch Fruchtsaft, kleine Obststücke oder saure Drops.
- Trinken Sie nicht beim Essen, um nicht vorzeitig ein Sättigungsgefühl durch die Flüssigkeit zu haben.
- Halten Sie Kleinigkeiten wie Salzgebäck, Nüsse, Trockenfrüchte, Studentenfutter, Kekse, Joghurt etc. für Zwischenmahlzeiten bereit.
- Appetitanregende Tees: Wermuttee, Bitterkleetee, Schafgarbentee, Salbeitee
- Appetitanregende Gewürze: Minze, Knoblauch, Thymian oder Petersilie

Augenbrennen

Durch eine Verminderung der Tränenflüssigkeit kann Augenbrennen, sandkornartiges Fremdkörpergefühl, Reibegefühl und eine Rötung der Augen auftreten:

- Zugluft z. B. beim Autofahren vermeiden.
- Aufenthalt in Wohn- und Arbeitsräumen mit geringer Luftfeuchtigkeit oder in denen geraucht wird vermeiden.
- Direkte Sonneneinstrahlung durch Tragen einer Sonnenbrille vermeiden.
- Verzichten Sie wenn möglich auf Kontaktlinsen.

Blähungen

- Nehmen Sie sich Zeit zum Essen. Kauen Sie gut und trinken Sie nicht zum Essen.
- Essen Sie kein rohes Obst.
- Vermeiden Sie blähende Gemüsesorten wie Sauerkraut, Kohl, Kohlrabi, Bohnen etc. oder frisches Brot sowie Trockenobst.
- Vermeiden Sie kohlensäurehaltige Getränke, Bohnenkaffee oder Schwarztee.
- Trinken Sie Fencheltee und Anistee.

Durchfall

Durchfall kann insbesondere in Kombination mit Fieber ein Zeichen für einen starken Abfall der weißen Blutkörperchen darstellen:

- Trinken Sie reichlich Flüssigkeit – am besten Wasser, Schwarztee (4 Minuten ziehen lassen) und klarer Rinderbrühe sowie elektrolythaltiger Getränke (Sportlergetränke).
- Empfohlene Teesorten: Schwarztee, grüner Tee, Mate, Pfefferminztee und Kamillentee.
- Vermeiden Sie fettreiche Speisen, Süßigkeiten, Nüsse, stark gewürzte Speisen, Vollkornprodukte, rohes Gemüse, frische Obstsäfte, Kaffee, Alkohol, kohlensäurehaltige Getränke, Nikotin.
- Gedrückte Banane oder geriebene Möhren oder Äpfel sind günstig.

Fieber

Zeichen einer Grippe sind Abgeschlagenheit, Gliederschmerzen, Kopfschmerzen und Fieber:

- Als Erstmaßnahme trinken Sie reichlich und halten Sie Bettruhe.
- Bei über 38° Celsius Körpertemperatur sprechen Sie mit Ihrem Arzt.

Veränderungen der Finger- und Fußnägel

Durch Chemotherapie können Quer- oder Längsrillen an den Fingernägeln auftreten sowie schmerzhafte Abhebungen der Fingernägel oder Fußnägel:

- Tragen Sie keine langen Fingernägel, um schmerzhafte Berührungen zu vermeiden.
- Schützen Sie brüchige Nägel mit Heftpflastern.
- Tragen Sie bequeme Schuhe.

Gefühlsstörungen an Händen und Füßen

Ein Kribbeln, Taubheitsgefühl, pelziges oder brennendes Gefühl kann aufgrund einer vorübergehenden Schädigung von Nervenfasern sein:

- Vermeiden Sie das Anfassen von spitzen und scharfen Gegenständen, um sich vor Verletzungen zu schützen.
- Sprechen Sie mit Ihrem Arzt über warme und kalte Wechselbäder oder entzündungshemmende Medikamente.
- Häufig dauert das Taubheitsgefühl bis mehrere Monate nach der Beendigung der Chemotherapie an und beginnt sich erst dann allmählich zurückzubilden.

Veränderungen des Geruchs- und Geschmackssinns

Speisen können plötzlich anders durch die Chemotherapie schmecken. Süßes kann süßer sein, andere Dinge können übertrieben salzig oder fade sein, auch ein metallischer Nachgeschmack von Speisen kann auftreten:

- Gegen den metallischen Geschmack können bittere Getränke (wie Tonic Water oder Bitter Lemon) und der Gebrauch von Plastikbesteck helfen sowie das Lutschen von Zitronenbonbons. Auch Mundspülungen vor dem Essen mit Kamillentee oder Wasser können helfen.
- Es kann einige Monate dauern, bis der Geruchs- und Geschmackssinn nach einer Chemotherapie wieder völlig hergestellt sind.
- Essen Sie würzige Speisen.

Glieder- und Muskelschmerzen

- Entzündungshemmende Medikamente können vom Arzt verschrieben werden.
- Ein warmes Bad kann helfen, ebenso wie Massagen und viel Bewegung.

Haarausfall

Aufgrund der Schädigung der Haarwurzeln kann es in den meisten Fällen zwei bis drei Wochen nach der ersten Chemotherapie zu Haarausfall kommen:

- Lassen Sie sich die Haare mit Beginn der Chemotherapie kurz schneiden, damit die Belastung eines massiven Haarausfalls gemildert werden kann.
- Schaffen Sie sich frühzeitig (in den ersten 2 Wochen nach der ersten Chemotherapie) eine Perücke an. Ein dünnes Baumwolltuch zwischen

Perücke und Kopfhaut kann bei Juckreiz oder starkem Schwitzen helfen.

- Ein Haarnetz kann helfen, ausfallende Haare aufzufangen.
- Stellen Sie sich frühzeitig auf andere Kopfbedeckungen wie eine Kappe, bunte Kopftücher oder einen Turban ein.
- Legen Sie Wert auf Ihr Äußeres. Nehmen Sie sich Zeit für Ihre Körperpflege. Kaufen Sie sich z. B. schöne Kleidungsstücke.
- Schützen Sie Ihre Kopfhaut im Sommer vor Sonneneinstrahlung, im Winter vor Kälte.
- Verwenden Sie – wenn Sie möchten – einen Augenbrauenstift oder künstliche Wimpern.
- Ca. 4 bis 6 Wochen nach Abschluss der Chemotherapie wachsen die ausgefallenen Haare in den allermeisten Fällen wieder dicht nach. Sie können jedoch einen veränderten Charakter aufweisen (z. B. Änderung der Farbe oder Lockenbildung).

Hautveränderungen

Während der Chemotherapie sind trockene Haut, Hautunreinheiten oder verstärkte Pigmentierungen möglich, die meistens jedoch nur gering ausgeprägt sind:

- Meiden Sie Sonneneinstrahlung. Tragen Sie eine Kopfbedeckung und verwenden Sie hohen Sonnenschutzfaktor.
- Schützen Sie sich auch vor starkem Wind oder Kälte.
- Pflegen Sie die Haut mit lauwarmen Wasser und milder Seife.
- Tupfen Sie Ihre Haut nur trocken, vermeiden Sie Reiben.
- Tragen Sie lockere und bequeme Kleidung aus Baumwolle.

Müdigkeit, Abgeschlagenheit, Kreislaufschwäche, Kurzatmigkeit

… sind häufig ein indirektes Zeichen für einen Abfall der roten oder weißen Blutkörperchen bzw. Blutplättchen bei Chemotherapie:

- Gönnen Sie sich insbesondere in den ersten Tagen nach der Chemotherapie häufige Ruhepausen.
- Übertragen Sie Haushaltspflichten auf andere Familienmitglieder.
- Geben Sie möglichst Ihre gewohnten und angenehmen Aktivitäten nicht auf, sondern führen Sie diese nur mit langsamerem Tempo oder verkürzt durch.
- Trinken Sie mind. 2 Liter am Tag.
- Führen Sie Entspannungsübungen durch.
- Sitzen Sie oder bewegen Sie sich möglichst viel an der frischen Luft.

Mundschleimhautentzündungen

… können Zeichen des Abfalls der weißen Blutzellen bei Chemotherapie sein:

- Essen Sie keine besonders kalten, heißen oder würzigen, sondern eher lauwarme Speisen.
- Verzichten Sie auf scharf Gewürztes, Saures, Hartes oder besonders Knuspriges.
- Schneiden Sie feste Speisen vor dem Essen oder zerkleinern Sie diese mit dem Mixstab.
- Bei schmerzhaften oder offenen Stellen im Mundbereich kann ein Strohhalm hilfreich sein.
- Halten Sie Ihre Lippen durch Pflegestifte geschmeidig.
- Lutschen Sie säuerliche Bonbons, die die Speichelproduktion anregen und somit zur Heilung der Mundschleimhaut beitragen.
- Vermeiden Sie Alkohol und Rauchen.

Mundtrockenheit

Durch die Chemotherapie kann sich die Speichelmenge vermindern, so dass Mundtrockenheit auftritt:

- Nehmen Sie reichlich Flüssigkeit am Tag auf, am besten in regelmäßigen Abständen.
- Pfefferminz-, Salbei- oder Zitronentee regen den Speichelfluss an.
- Zuckerfreie Kaugummis kauen oder Bonbons oder Eiswürfel lutschen.

Übelkeit/Erbrechen

Durch die Chemotherapie werden bestimmte Stellen im Magen- und Darmtrakt gereizt:

- Nehmen Sie am Tag der Chemotherapie nur eine kleine Mahlzeit ein.
- Trinken Sie ungesüßten Kräuter-, Schwarz- oder grünen Tee und essen Sie Zwieback.
- Essen und trinken Sie langsam und kauen Sie gut.
- Morgendliche Übelkeit kann durch das Essen von Knäckebrot, Toast, Zwieback oder Butterkeks schon vor dem Aufstehen gelindert werden.

Alternative Therapiemethoden

Pflanzliche Produkte

Die heutige moderne Medizin bezieht immer noch zahlreiche Medikamente aus Pflanzen oder Pilzen, z. B. Herzmittel, Antibiotika, aber auch Krebsmedikamente (Zytostatika) mit ein. Die Natur und die chemische Zusammensetzung der Pflanzen und ihrer Produkte sind aber in der Zwischenzeit erforscht worden, so dass viele Substanzen künstlich hergestellt werden können. Chemie und Natur sind keine Gegensätze: zwischen einem natürlich gewonnenen und einem künstlich hergestellten Medikament gleicher chemischer Struktur besteht kein nachweisbarer, biologisch bedeutsamer Unterschied. Die schulmedizinische medikamentöse Krebsbehandlung verwendet verschiedene Zytostatika pflanzlicher Herkunft. Sie sind chemisch definiert, bezüglich Wirkungen und Nebenwirkungen erforscht und können genau dosiert werden. Im Folgenden werden verschiedene pflanzliche Krebsmedikamente beschrieben, die bezüglich ihrer Wirksamkeit nicht erwiesen oder fraglich sind. Ein Wundermittel gegen Krebs gibt es nicht. Seien Sie daher misstrauisch bei Verfahren, die für große Geldbeträge angeboten werden oder eine sofortige Heilung versprechen.

Mistelpräparate/Anthroposophische Medizin

Die Mistel ist als Heilpflanze seit dem Altertum bekannt und wurde im Mittelalter gegen vielerlei Leiden verwendet, z. B. Epilepsie, Bluthochdruck, Asthma usw. In den 70er Jahren wurde sie im Rahmen anthroposophischer Krebsbehandlung in die Krebstherapie eingeführt. In der Mistel finden sich – wie in vielen anderen Pflanzen – krebshemmende Substanzen. Diese Wirkstoffe (am wichtigsten Mistellektine) sind erst in den letzten Jahren genauer erforscht, rein dargestellt und damit auch messbar geworden. Die gebräuchlichen Mistelpräparate sind jedoch nie in wissenschaftlich befriedigender Weise geprüft worden, weswegen ihre Wirksamkeit fraglich ist. Zu den am häufigsten verwendeten Präparaten gehören:

- *Iscador* wird aus Misteln aus Tanne, Apfelbaum, Kiefer oder Ulme gewonnen, mit Milchsäurebakterien fermentiert, mit „potenzierten“ Metallen (Quecksilber, Silber oder Kupfer) versetzt und sehr stark verdünnt. Leider gibt es keine wissenschaftlichen Studien, die eine sichere Beurteilung der Wirksamkeit des Präparates zulassen. Insbesondere bei sog. adjuvantem Einsatz, d. h. als Rückfallprohylaxe eines operativ entfernten

Primärtumors, z. B. Brustkrebs, ist die Wirkung bisher nicht bewiesen, wird aber trotzdem häufig angewandt. Häufig wird eine Besserung des Allgemeinbefindens und eine Verminderung der Nebenwirkungen von Bestrahlung oder Chemotherapie berichtet, die jedoch als noch nicht sicher wissenschaftlich bewiesen angesehen werden muss.

- *Helixor* ist ein wässriger Kaltauszug aus frischem Mistelkraut von Tanne, Kiefer oder Apfelbaum, deren Inhaltsstoffe nicht ausreichend definiert sind. Es wird begleitend in der Behandlung von Tumoren eingesetzt. Die vorliegenden klinischen Untersuchungen reichen jedoch z. Zt. nicht aus, um die Wirksamkeit sicher zu belegen.
- *Vysorel/Isorel* ist wie Helixor ein wässriger Mistelextrakt mit angeblich „selektiv kanzerostatischer“ (krebshemmender) und immunstimulierender Wirkung. Auch hier liegen nur völlig ungenügende Berichte vorklinischer und klinischer Untersuchungen vor, die keine sichere Beurteilung zulassen.

Immunologische Therapien

Die meisten dieser Präparate sind tierischer Herkunft und werden zur Immunstimulation, d. h. zur Steigerung der körpereigenen Abwehr gegen Krebs empfohlen. Zahlreiche Methoden, die im Laborversuch oder bei Tiertumoren gewisse Teilfaktoren der körpereigenen Immunabwehr günstig beeinflussen, wurden entwickelt, bisher hat aber keine einen durchschlagenden Erfolg bei menschlichen Tumoren gezeigt.